CLINICAL PRACTICE OF THE TS PROTOCOL

Treatment for Dissociative Identity Disorder, Developmental Disorder, and Minor Trauma Cases

TSプロトコールの臨床

解離性同一性障害・発達障害・小トラウマ症例への治療

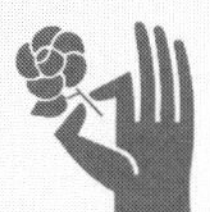

Toshiro Sugiyama

杉山登志郎

［編］

日本評論社

目　次

第2部　発達障害へのTSプロトコール

TS プロトコールの臨床

解離性同一性障害・発達障害・小トラウマ症例への治療

序章

TSプロトコールの実践

1　TSプロトコールの概要

本書はTS（Traumatic Stress）プロトコール（杉山，2021）を用いた臨床の実践報告集である。

TSプロトコールは，フラッシュバックの軽減と治療に焦点を当てた，簡易型トラウマ処理技法である。実際の治療に要する時間は5～10分間程度であり，4～6回程度の治療の実施によって，フラッシュバックは著しく軽快する。一般的な精神科外来における保険診療による治療で十分に実施が可能である。

TSプロトコールは次のものから成り立っている。

① TS処方：向精神薬の極少量処方と漢方薬の組み合わせである。

②パルサーを用いた簡易型処理：基本的には4ヵ所の部位（図1）に左右交互刺激と肩呼吸による深呼吸を行い，身体的不快感を下から上に「抜く」。

③手動による簡易型処理：②パルサーを用いた処理を1セット行った後に，不快感，違和感をチェックしてもらい，手動による処理をさらに加える。

④ TS自我状態療法：解離性同一性障害（Dissociative Identity Disorder：

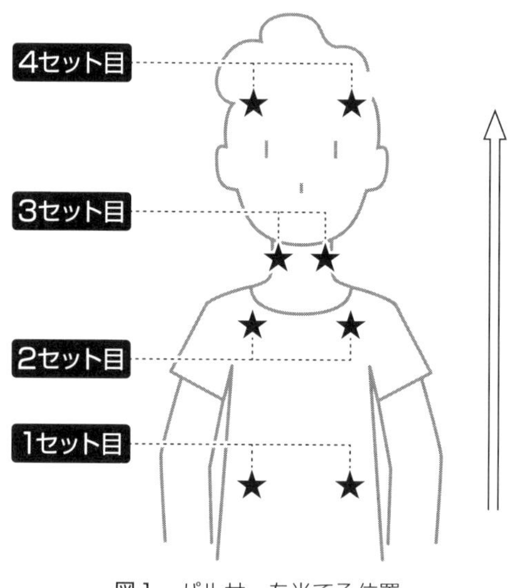

図1　パルサーを当てる位置

DID）の併存症例に用いる。目的を主人格および部分人格相互の協働ができることに置き，人格の統合を目指さない。人格間のコミュニケーションが可能になり，相互の協力ができれば終了である。

ミニマムに概要をまとめる。処方は，フラッシュバックを軽減させる特効薬である漢方薬と，極少量の向精神薬の組み合わせを基本的に用いる。TS処方は表1の通りである。この服用の後，簡易型トラウマ処理を実施する。TSプロトコールの要点は，重いトラウマによるフラッシュバックを安全に軽減させることである。漢方薬の服用は，解除反応を起こさずにトラウマ処理を実施する安全性のためである。おおむね1週間以上，漢方薬が服用されていれば，簡易型処理を開始して大丈夫である。

最初にクライエントの脈を測り，パルサーのスピードを脈に合わせて決める。これはクライエントが心悸亢進した時に，どの程度の早さになるのかを想定して，現在の脈拍よりも早い速度に設定する。次いで，以下の4つの部位にパルサーを当て20回程度の交互刺激を加え，刺激を加えた後に，胸郭呼

表1　TS（Traumatic Stress）処方（杉山，2021）

基本処方
・TS 処方①，気分変動が中心（双極Ⅱ型類似）：
　アリピプラゾール0.2mg，炭酸リチウム２mg，ラメルテオン0.8mg　分１
　桂枝加芍薬湯（小建中湯）２包，四物湯（十全大補湯）２包　分２
・TS 処方②，攻撃的な言動が問題：
　リスペリドン0.3mg，炭酸リチウム２mg，ラメルテオン0.8mg　分１
　桂枝加芍薬湯（小建中湯）２包，四物湯（十全大補湯）２包　分２
不眠が強い場合
　レンボレキサント1.25～10mg　スボレキサント５～20mg，頓服で
抑うつが強い場合
　デュロキセチン10～20mg　分１

吸による強い深呼吸を行う。最初に腹（両側肋骨の辺縁），次いで鎖骨下部（鎖骨突起の下側方），次に首（頸動脈の部位），最後に頭（両側のこめかみ），と４ヵ所に下から上に向かって左右交互刺激と深呼吸を繰り返し，身体の不快な違和感を上に抜くのである。

この４セットによる簡易型処理の終了後，身体の違和感を尋ね，違和感のある部位に，さらにパルサーによる処理か，後述する手動による両側刺激を加える。例えば，胸の辺りに違和感があれば，鎖骨下部に両手でのタッピングを30回ほど行い，深呼吸をする。また，喉の辺りに違和感がある場合は，鎖骨下部および後頸部に両手で同じく30回のタッピングと深呼吸を行う。こうして数分の処理で身体の不快感を抜くことができる。この身体的不快感を抜くという治療を４～６回行うと，フラッシュバックそのものが軽減する。このことが筆者の発見である。１回のセッションはせいぜい10分間もあればできる。

手動処理のタッピングの部位は，４セット法と同じところに左右交互に行う（図２）。腹，鎖骨下部，首の部分は両手でパタパタと20～30回やわらかく叩き，胸郭呼吸を行う。頭は頭頂から下に両手を用いて交互になで下ろすという両側刺激を20回程度行い，その後に胸郭呼吸を行う。ちなみに手動処理の時に，鎖骨下部と頭の部位に関しては，両手を交差させて対側に両側刺激を加えるほうが，効果がより高い。パルサーを用いないで最初から手動処

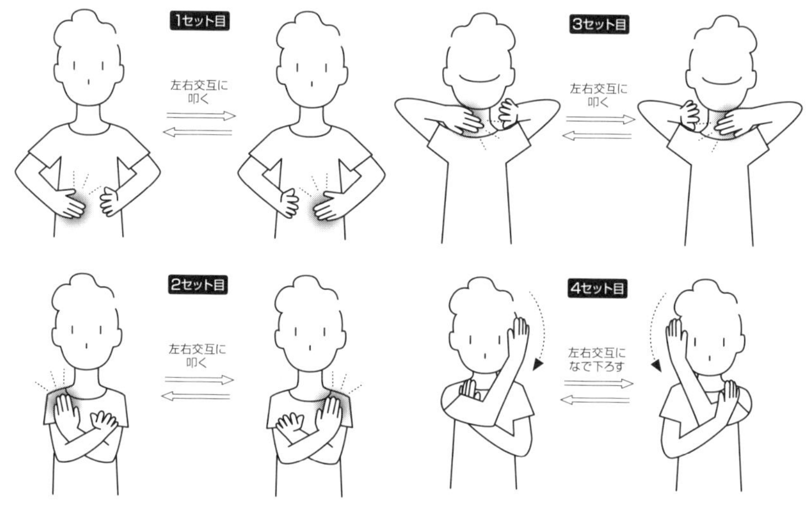

図２　手動処理（杉山，2019）

理のみでトラウマ処理を行うことも可能である。パルサーの処理よりもさらに安全性は高い。

子どもの場合には，鎖骨下部への２セット（同側，交差：パルサーを交差させ対側に当てる）から３セット（腹，鎖骨下部，頭，または，腹，鎖骨下部，鎖骨下部交差など）でよいことが多い。これは，おそらく子どものボディイメージに関係するのだろう。子どものボディイメージは年少児であればあるほど，延長のない丸い存在である。成人のように下から上にパルサーを当てていき，身体の違和感を抜かなくとも，中心部に位置する１ヵ所か２ヵ所，あるいは身体の中心部と頭の２ヵ所への左右交互刺激で，身体的違和感を和らげることができる。子どもの場合も同様に，この簡易型処理を４～６回，つまり２週間おきの外来では３ヵ月ほど行うと，フラッシュバックが軽減してきて，日常生活の中でフラッシュバックに振り回されることが減ってくる。

上記の TS プロトコールの詳細については，拙著『テキストブック TS プロトコール』（杉山，2021）にまとめている。この章では，テキストブックに書かれたものより専門的な，実践上のコツのようなものを拾ってみたい。

2　簡易型処理を行う時のコツ

最初に行う脈診

これまであまり明らかにしてこなかった重要な情報がある。それは脈診である。筆者はパルサーの左右交互刺激の前に必ず脈を測って，そのスピードに合わせてパルサーのスピードを決めていた。この脈が不安になってバタバタと亢進した時を想定して，そのスピードにするのであるが，この脈の取り方を漢方の３本指での脈診として行うようになった（図３）（木戸，2013）。すると，複雑性 PTSD（Complex Post Traumatic Stress Disorder）の親も発達性トラウマ症の子どもも，大多数のクライエントが腎虚（図４）を示すことに気づいた。さらに，子どもへの鎖骨下部２セットでも，親への４セットでも，トラウマ処理を１セット実施した後に，この脈の状況が大きく改善することにも気づいた。脈が触診しやすくなり，腎虚のパターンが改善されるのである。筆者は，最近では積極的にクライエントに自分の脈を３本指で見てもら

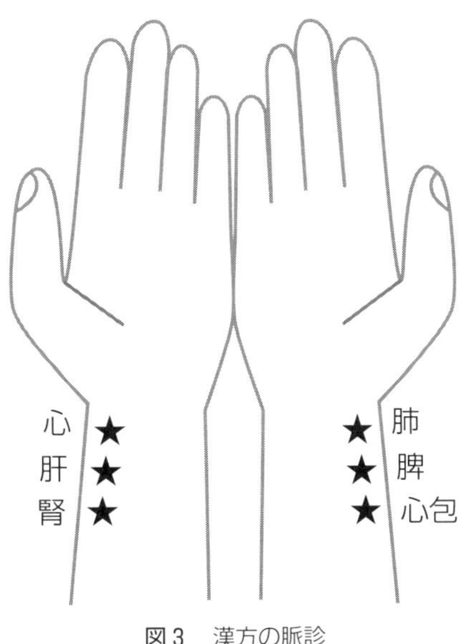

図３　漢方の脈診

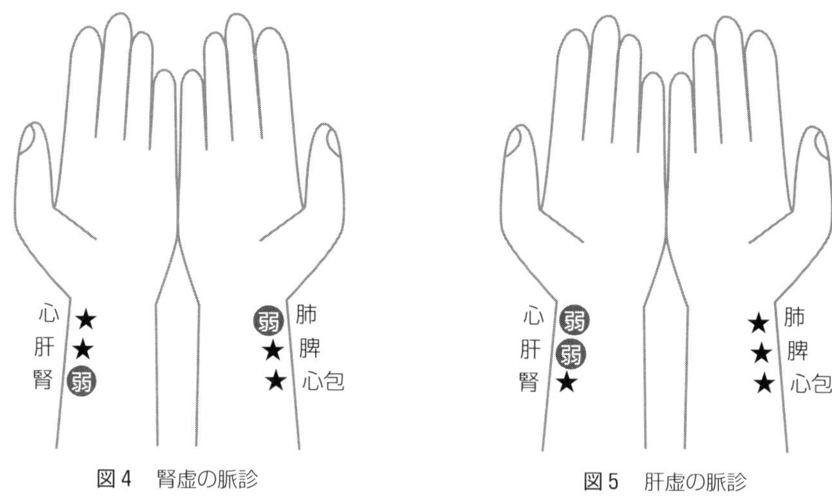

図4　腎虚の脈診　　図5　肝虚の脈診

い，その脈が改善するのを確認してもらうようにしている。これは，この一見非常に奇異なTSプロトコールのトラウマ処理技法が身体の深いところにしっかり働いていることをクライエントに知ってもらい，いくらかでも治療へのモチベーションが上がることを意図してである。

時々であるが，肝虚（図５）を示す親や子どもに出会う。その折りに，何か腹を立てていないか，喧嘩をしていないか確認をすると，見事に的中する。この場合には，３セットによる処理を行う時は，腹同側，腹交差，鎖骨下部と，腹の部位（ここは肝のツボである）に厚く処理を行うようにする。すると，この数分の処理で肝虚所見も改善するのである。

脈診はそれ以外にも，肺の所見→喘息の悪化など，実に多くのことを教えてくれる。

声かけ

筆者はパルサーを用いた処理の最中に，できるだけクライエントに言葉がけをするようにしている。その理由は，左右交互刺激に集中をさせないためである。他の治療法に比べ圧倒的に安全ではあるが，パルサーを用いた左右交互刺激でも，稀にフラッシュバックの蓋を開け，解除反応を引き起こすことがある。特にリスクが高いのが性的虐待の既往である。そうでなくとも，トラウマ処理を実施した後の数日は悪夢が出現することがむしろ普通である。トラウマ処理を行うというだけで，フラッシュバックがすでに生じており，さらに左右交互刺激はフラッシュバックをいくらかなりとも引き起こす。クライエントの注意が左右交互刺激に集中することで強烈なフラッシュバックが生じ，解除反応が起きないように，しきりに声をかけるのである。

この点，ニューロテック社の刺激回数を計るカウンターがついている旧型パルサーが大変に使いやすく，カウンターがないテラタッパー（TheraTapper: https://www.dnmsinstitute.com/theratapper/）はここのところが大きな欠点になる。

声かけの内容は，まずクライエントが着ているＴシャツなどに注目するようにしている。クライエントの着ているシャツに注目すると，そこにたまたま書いてある文句などが，実に的確にクライエントの状況を語っていたりすることがよくある。無意識に，そんな服を選んでいるのだと思う。

筆者のTSプロトコールの治療ビデオを見た尊敬する心理臨床家から，筆者が支持型面接はフラッシュバックの蓋を開けるのでダメと言いつつ，クライエントへの声かけは大変に温かく支持的ではないかと指摘された。それはその通りである。フラッシュバックの内容を追うのを禁じることと，クライエントへの温かな励ましは矛盾しない。トラウマ処理を実施していると，治療に向かい合っているクライエントに対して，支持と尊敬がおのずから湧き上がってくる。トラウマ処理は，TSプロトコールのような安全な簡易型といえども，つらい治療である。治療者からの温かなサポートがない限り，クライエントは向かい合えるものではない。

パルサーを用いた追加処理

これはいくつか知ってほしいパターンがある。１つは，４セットに追加の交差を加え５セットで行うという方法である。先に述べたように，肝虚だった時に，最初から腹の部分（肝のツボの部位）を同側，交差と２セット行う，あるいはあまりに腎虚が著しい時，鎖骨下部（腎のツボの部位）の処理を同側，交差と２セットを行う，さらに攻撃的な衝動行動があまりに強い時に，頭の部位に同側，交差と２セットで行うなど（頭のイライラ感が滞っている時に暴力的な噴出が生じるためである）。

もう１つは，仁木啓介先生（ニキハーティーホスピタル）に教えていただいた方法である。鎖骨下部と首の間に背中を入れて５セットで行う（図６）。鎖骨下部への簡易型処理が終わったところで，一旦パルサーを治療者が預かり，治療者に背中を向けてもらって肩甲骨の下の部位にパルサーを当て左右交互刺激を加え，深呼吸を行う。その後，再び対面してもらい，パルサーを再度クライエントに渡して首の部位の簡易型処理を行う。ちなみにこの場合には，首の部位は前頸部ではなく，後頸部に当てたほうがよい。これもその理由の説明ができないのであるが，脈の変化などを見ると明らかにそのほうがよいのである。トラウマ処理をはじめるとすぐに，背体勢が前に傾き，背中の重みのようなものがにじみ出てくるクライエントに時々出会う。ほぼ例外なく，まさに１人で一切を背負って生き抜いてきた人で，例えば，現在はワンオペ状態で生活をしているシングルマザーなどという場合が多い。この

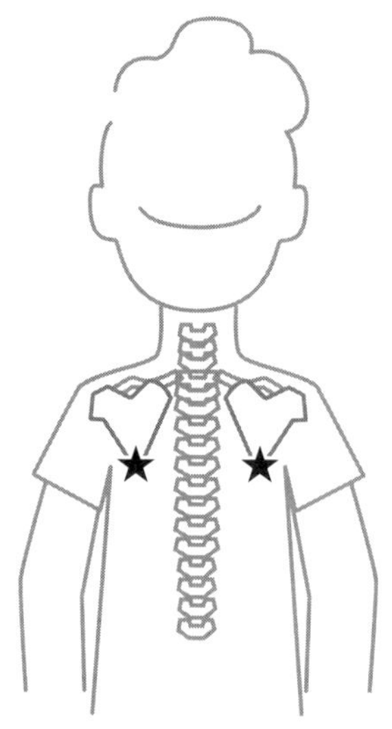

図６　背中にパルサーを当てる部位（仁木式追加部位）

背中を挟むことの効果は著しく，緊張がすっと緩むのが見てとれる。

３つ目は，江川純先生（新潟大学医歯学総合病院精神科）に教えていただいた方法である。TS プロトコールを１クール実施して，それでもフラッシュバックに基づく問題が改善しない時，例えば暴れてしまうといった問題がよくならない，特に発達障害（神経発達症）系の青年・成人に対して実施する方法である。「お祭りの時に，子どもに触るんじゃないと怒鳴られた」など，フラッシュバックの内容を治療者が言葉にしたうえで４セットを行う，あるいは「20日の夜，暴れてしまいました」など，暴れてしまった状況を治療者が言葉にしたうえで４セットを行うのである。つまり，きちんとした焦点化ではないが，具体的なフラッシュバックに意識を振り向けつつ，左右交互刺激と深呼吸による処理を行うという，曝露法との折衷の処理技法である。特に言語的な表出が十分ではない発達障害の青年の大暴れに対して，このやり方が著効するのを経験する。

TS プロトコールはライセンス制をとっていない。治療に用いられる方がいろいろな試行錯誤をして，発展させていただければと思う。

手動処理におけるコツ

パルサーによる１セット実施の後，チェックすると身体の不快感が残っている時には，手動での追加処理を実施する。これは，なるべく初回から手動処理を追加していくのがよいと考えている。１クールのトラウマ処理が終わった時，フルセットの手動処理を一緒に行うセッションを入れ，クライエントが自分で自宅で簡易型処理ができるように計るのであるが，その準備を初回の簡易型処理からしておくためである。そのこともあり，追加して行う手動処理は，不快部位の場所に限らず，頭の手動処理まで行っておくことがよい。つまり，例えば腹部に不快感があれば，手動処理で，腹，鎖骨下部，首，頭とフルセットになり，胸の辺りに不快感があれば，鎖骨下部，首，頭と手動処理を行う。喉の辺りに不快感があれば，同じく鎖骨下部，首，頭と追加処理をし，頭に不快感があれば，首，頭と手動処理を一緒に行うようにする。

ここで大切なのが，頭の手動処理の時の声かけである。筆者は手を交差し，対側の頭の部位を頭頂から下へ，手を用いてなで下ろしていく時に，次のように声をかけている。例えばクライエントが母親なら「頭の真ん中を開けるイメージで，自分で自分の頭をよしよしとなでている印象で，『自分はよいお母さんだ，自分は逆境にもかかわらず乗り越えて子どもを育てた，自分はしっかり子どもを育てている，自分はよくやっている，よしよし，これからもっとよいことが起きてくる……』」など，両手のなで下ろしに合わせ，クライエントを励ます言葉を添えるようにする。実に，親から頭を「よしよし」となでられた経験などない人ばかりである。だからこそ，一層，このプラスの声かけがクライエントには必要である。この頭の手動処理の時に，言葉を反復しながら涙を流すクライエントも少なくない。

治療の間隔

TS プロトコールは治療の回数によってその成果が現れる。おおむね４～５回の施行で，フラッシュバックの軽減を認める。

それなら毎日やれば早く処理が進むのではないかという意見を聞くことがある。パルサーを用いた治療ではできないが，手動処理を最初から行った場合，毎日実施することも不可能ではない。また入院下で治療を行う場合も，毎日実施することが可能である。

しかしながら実際のところ，治療の間隔は最初の間は少なくとも１週間程度開けたほうがよいようだ。実際に頻回に実施ができる状況を作って，最短時間でトラウマ処理を行おうとしたことが何度かあるが，そうすると何かしら妨害が入って，結果的には１～２週間に１回ぐらいに落ち着くという経験を繰り返すようになった。その理由を考えると，想起を禁じていても，TS プロトコールを実施する中で，身体の中でのフラッシュバック反応が起きるので，それが収まるまでに１週間程度の時間が必要だからなのではないだろうか。身体に働きかける簡易型トラウマ処理治療によって，クライエントに対処が可能なレベルでフラッシュバックが生じる。その波が収まったところで，次のトラウマ処理を実施する。それを繰り返していくことで，フラッシュバックの治療が進んでいくのではないかと考えられる。

喉のつまり感と「ノー」のワーク

よく遭遇する症状の１つが喉のつまり感である。この現象はいわゆるヒステリー球として昔からよく知られていた症状である。臨床所見としてのヒステリー球は，言いたいことを口に出しかけてぐっと止めることを習慣的に繰り返していたクライエントにおいて普遍的にみられる症状である。あまりに執拗に続く時は，この現象の特効薬である半夏厚朴湯を用いることもあるが，一般的にはトラウマ処理の折りに手動による左右交互刺激を，鎖骨下部，首，頭と，首の部位を挟んで追加して繰り返すことによって軽減してくる。

この症状のより重症な発展型が，一つは激しい咳き込み，一つは嘔吐反応である。こちらは拙著（杉山，2019）ですでに取り上げたが，飲み込みたくないものを飲み込まされ続けたという経験をもつクライエントである。簡易型トラウマ処理の状況の中で反射的に嘔吐反応が起きてしまう。この無理に飲み込んだものとは，高校の選択から加害相手の精液まで非常に幅が広く，この嘔吐反応はきわめて難治性である。そもそも複雑性 PTSD の人たちは，強く迫られると「はい」と返事してしまうという現象がよくみられる。その後にフリーズを起こすのであるが。こんな時に行うのが「ノー」のワークで

脅かす人を目の前にイメージして

「ノー」と言いながら
強く手を前に突き出して拒否をする

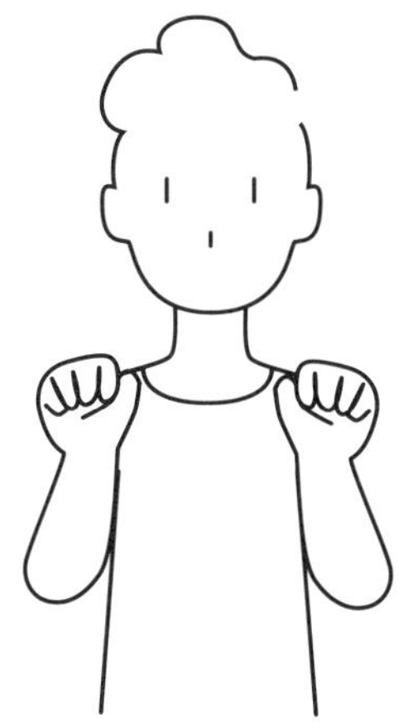

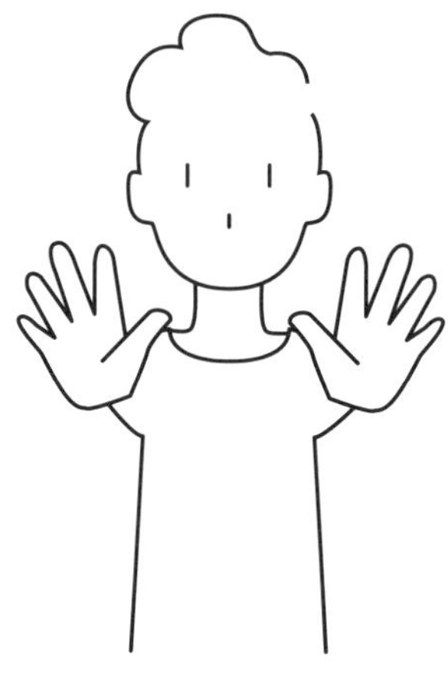

図７　「ノー」のワーク

ある（図７）。迫ってくる相手をイメージしながら両手を勢いよく前に突き出し「ノー」と力強く声を出す。これを何度か行って，イメージの中でフリーズしない拒否の練習をするのである。

3　TS処方の工夫

表１の処方を基本として，薬物療法はクライエントの特性に合わせて加減を行うことが必要である。薬物療法に関する臨床上の工夫をまとめる。

漢方薬の味見

筆者は初診において，漢方薬が必要になることが予想されたクライエントに関しては，あらかじめ用意した何種類かの漢方薬を少量味わってもらって一番飲みやすい組み合わせを用いるようにしている。おおむね３種類ぐらいを提示し，一番飲みやすいものから順番をつけてもらう。そうすることで，１つは漢方薬が種類によってそれぞれ味が違うこと，また例えば親子であれば漢方薬の飲みやすい順番がしばしば同じであったり，時には異なったりすることで，同じ（異なった）状況に親子が居ることが認識できる。また漢方薬の場合，味や飲みやすさが非常に重要である。たとえ錠剤であっても飲みづらくなった時は，薬の種類を変える必要がある。すでに漢方薬が不要になったということもある。この味見は，漢方薬の飲み心地のようなものを大切にしてほしいことを伝えるうえでも重要である。

よく用いる処方の一覧を表２に示し，解説を加える。

漢方薬の錠剤

粉の漢方薬が飲みづらいときは，錠剤を選択することができる。漢方薬には粉のものと玉のものとあり，ここが少し混乱しやすいので説明を加えておきたい。本来漢方薬は，いくつかの生剤を混ぜ，水を注ぎ，時間をかけて煎じてその煮汁を服用するのが基本的な形である。わが国で広く用いられている方剤は，その煮汁をフリーズドライしたもので，ちょうどインスタントコ

表２　しばしば用いられる薬の一覧

標的となる症状	薬物	服用する量	備考
治療時の フラッシュバック予防	柴胡桂枝湯 （錠剤）	６錠を分２で	量としては１日１包になるが，容易な服薬が最優先
頭痛	五苓散 （散剤，錠剤）	１包から２包を分２で	気圧変動などに基づく頭痛に特に著効する
パニック （フラッシュバックによる）	大柴胡湯（錠）	３錠を頓服で	
不眠	レンボレキサント	1.25～10mg	
悪夢	ミアンセリン	５～10mg	２ヵ月以内に離脱が必要
抑うつ	デュロキセチン	10～20mg	20mg以上に増量しない
月経前症候群	女神散 大柴胡湯 （散剤，錠剤） セルトラリン	１包から２包を分２で １包から２包を分３で 12.5～25mg	月経期間限定で使用
気分変動	レベチラセタム	50～125mg	トラウマ処理が終了しても気分変動が継続する場合

ーヒーと同じ製造法である。したがって，これをお湯に溶かせば，本来の「煎じ薬」の形になり，本当はこれが一番身体によく飲みやすいのではないかと思う。この方剤を固めたものが錠剤なのだが，この時，方剤の１包が６錠の錠剤になる。一般的に錠剤は３錠ずつが１袋に収められている。つまりこの１袋は方剤の半包に相当する。錠剤服用の時には各々の薬を１日12錠ずつ服用すれば，１日２包の服用と同じ量になるのだが，玉の数が多いとなかなか服用が難しくなるので，続けて飲むことができる量ということで，その半分の服用になることも多い。臨床的な手応えとしては，それでも十分である。一般的な対フラッシュバックの処方において，基本的には桂枝加芍薬湯６錠，四物湯６錠を分２で服用という形になる。この場合，さらに錠剤の数が多いと継続が難しい場合には，柴胡桂枝湯６錠を１剤だけ１日２回に分け処方をしている（朝３錠，夕３錠になる）。筆者の経験では，解除反応を生じずに処理を行うという点に関しては，この処方でもなんとか大丈夫である。

要は服薬の継続である。複雑性 PTSD の場合，対人的な不信の症状の１つとして，服薬のアドヒアランスはきわめて不良で，服薬継続が困難であることも多い。つまり，飲み続けることが可能な処方が最優先になる。

周辺症状のために追加する漢方薬

偏頭痛はよく見かける併存症である。トラウマに起因するものは，トラウマ処理と同時に軽減するが，気圧変動を引き金とする偏頭痛も実によくみる。この場合に五苓散を頓服として用いて，よい結果が得られた症例を散見する。錠剤も出ており，偏頭痛持ちだった小学生が，痛み止めのお守りに五苓散の錠剤３錠一袋をずっと手に握っていたら偏頭痛が治った（！）というのを経験したことがある。

パニック症状もしばしば認められるが，これは不安症のパニック発作ではない。フラッシュバックの誤診であるので，抗不安薬の服用は有効性が乏しいだけでなく，意識状態を下げ，問題行動を引き起こしやすくなるので危険である。筆者は大柴胡湯３錠（半包に相当）を頓服で処方している。

追加する睡眠薬

ラメルテオン0.8mg（0.1錠）で眠れない場合の追加眠剤である。安全な睡眠薬として登場したスボレキサント（ベルソムラ）は，悪夢という副作用が結構多く，やむを得ずブロチゾラム0.125mg（レンドルミン0.5錠）を用いることが多かった。しかし最近になって発売されたレンボレキサント（デエビゴ）はスボレキサントと同じオレキシン拮抗剤であるが，悪夢が相対的に少なく，使いやすい薬剤である。筆者は，最低容量の錠剤レンボレキサント2.5mgの0.5錠を頓服として追加することが増えた。むしろ問題は，すでに大量の抗不安薬系睡眠薬を飲み続けてきたクライエントが多いことだろう。このような場合には，減薬に大変に時間を要する。

悪夢があまりに著しい時に用いるのは，ミアンセリン（テトラミド）５～10mgである。悪夢の軽減という点では著効するが，抗うつ薬なので，気分変動を引き起こさないために，数ヵ月以内の服用で中止する必要がある。

追加する抗うつ薬

抑うつが強い複雑性PTSDのクライエントに安全に用いることができる抗うつ薬は，筆者の経験では唯一デュロキセチン（サインバルタ）である。ただし，20mg以上は用いないことが重要である。最近になって，カプセル以外の形式のジェネリック錠剤が登場し，0.5錠（10mg）という用い方が可能になった。この薬物の場合，双極Ⅱ型類似の気分変動の症例において，躁転を経験したことがない。

追加する気分調整薬

気分変動が女性の月経前症候群（premenstrual syndrome：PMS）の症状であることがはっきりしている場合，薬をその時にだけ追加して服用するという方法が可能である。この時に用いることができる処方は，１つは女神散であり，もう１つは大柴胡湯である（伊藤他，2008)。前者は１日２包分２で，後者も１日２包分２であるが，大柴胡湯に関しては錠剤があり，大柴胡湯６錠（つまり１包分）を分２で用いて著効した症例も経験する。漢方薬以外の薬物としては，PMSの時にだけセルトラリン（ジェイゾロフト）12.5～25mgを服用するという方法がある（Ryu et al., 2015)。

気分変動がPMSではなく，簡易型トラウマ処理が進んだ後も軽快が遅れる場合に筆者が用いている薬物は，抗てんかん薬レベチラセタム（イーケプラ）である（Muralidharan et al., 2006)。レベチラセタム50～125mg分１の服用で十分である。もちろん双極Ⅰ型でないことの確認が必要である。バルプロ酸は，いわゆる双極Ⅱ型の気分変動に用いるとなると，有効な量とは意識レベルに影響が生じるほどの量になり，カルバマゼピンは皮膚および血液への，ラモトリギンは皮膚への（スティーブンス・ジョンソン症候群）重篤な副作用が生じることが稀にあるため，用いないで済むならそれに越したことはなく，クロナゼパムは複雑性PTSDのクライエントに用いた時，睡眠薬としてはよいが，それが気分変動に有効だったという例を筆者は経験したことがない。気分変動が複雑性PTSDに起因するものであれば，トラウマ処理の進行とともに徐々に軽減していくのを見ることができる。

逆にこの時点ではじめて，双極Ｉ型が併存していることがはっきりする例も稀に認められる。双極Ｉ型であれば必ず躁転をするので，気分調整薬をきちんと服用してもらうことが必要になる。

このように，複雑性PTSDの臨床は，まだまだ科学的な判定を待っている多くのコツが存在する。

本書は，各章がそれぞれ独立した論文になっている。どの章からでもお読みいただくことが可能である。症例について，すべて公表の許可を（解離性同一性障害の症例においては主人格だけでなく全人格に）得ているが，なんといっても激しい虐待の既往をもつ症例であり，細部は大幅な変更を加えている。いずれの症例も理念型としてお読みいただければ幸いである。

（杉山登志郎）

第1部

TSプロトコールの臨床

第1章

トラウマ処理初期対応の工夫

1 TSプロトコールの弱点

TSプロトコールは，その効果が現れるまでに4～5回程度の治療回数が必要である（杉山，2021）。簡易型処理を開始した後，フラッシュバックそのものは，記憶の想起を禁じていても必然的に一過性に増悪する。治療を開始してから3回目ぐらいまでがつらい時期になる。つまり，ここで生じる課題が初回から3回目までをどう乗りきるのか，である。

TSプロトコールの対象である複雑性PTSDの治療に当たって，普遍的な伏線として次のような要因が存在する。

第一に，すでに多くのマイナス体験の存在があり，抜き差しならぬ対人的不信がある。治療関係はきわめて特殊ではあるが，対人関係の一種である。クライエントは数回後に効果が出てくるという治療者の言葉をそのまま信頼できない。さらに，悪性の自己対処法をもつクライエントも多い。これは食べ吐きであったり，飲酒であったり，自傷であったりする。不調の時にはこの対処行動が賦活され生活が著しく乱れ，次の受診のドタキャンが起きる。そして第三に，これまでにカウンセリングを受けているクライエントも多く，稀に現在進行形で受けているということもある。この何が問題なのかというと，体験を語る習慣がすでに身について，治療者がしっかり聞いてくれないと無視されたと感じるクライエントは少なくない（しかし，傾聴するとフラッシュバックの蓋が開いて収拾がつかなくなるのだが）。トラウマ処理の一方で，傾聴型カウンセリングが一緒になされている場合には，当然ながら処理が安全に進まないということが生じる。

もう1つある。それは複雑性PTSDの人たちは，日内リズムが混乱していることがむしろ普通であることだ（Lancel et al., 2021）。フラッシュバックの有害性の1つは不眠が生じることである。過覚醒があり眠れない。寝入ると今度はフラッシュバックによる悪夢が襲ってくるので，睡眠はさらに妨げられる。しかし，深夜になると身体は睡眠モードに変じ，新皮質による中脳への抑制が低下する。深夜にこの状態で起きていると，かくしてフラッシュバックは次々と生じ，昔の不快記憶がどんどん浮かび上がってくる。自傷，過量服薬，深刻な自殺企図行動など，いろいろなマイナスの行動がそこで生じてしまう。抗不安薬を服用していると，さらに抑制の欠如が増強される。複雑性PTSDのクライエントに抗不安薬が禁忌なのは，この抑制を外す効果のためである（杉山，2019）。

一方，睡眠が短い状態が続くことで，人間の身体の反応として過覚醒がより強まる。このようにして，フラッシュバックと過覚醒は睡眠リズムの不全によって悪循環を形成するのである。

睡眠を短くすることで抗うつが引き起こされることは昔から知られていた（Svestka, 2008）。鶏が先か，卵が先か，判然としないが，おそらく睡眠を絞れば，身体は自動的に戦闘モードになり，気分の高揚が一過性に引き起こされるのだろう。しかし，こうして無理に作られた気分高揚は，しばらく時間が経過した後には必ず抑うつに転じる。つまり，これが気分の激しい上下につながっていくのである。

一時的にであってもフラッシュバックが強まることは，さらなる生活の乱れにつながりやすく，継続的な治療の妨げになってしまう。

心と身体は一体なのだから，この睡眠リズムを是正して，いわゆる健康な睡眠と覚醒の生活を維持することが，心の治療を行う中でいかに必要かという心理教育を，フラッシュバックの治療に並行して続けていかなくてはならないのだが，ここまで記した内容だけでも，これが結構大変な作業になることは伝わるのではないかと思う。複雑性PTSDの臨床は，不健康生活との限りなき戦いである。

2　脱落例の検討

ここで筆者が経験した治療効果が出る前に脱落した症例を振り返ってみる。匿名性を守るため，いずれも要点だけを取り上げる。

〔**症例１**〕40代女性

幼児期に遡る積み重なった性的虐待，多重人格あり。20代後半にEMDRを１クール受ける。よいパートナーに出会うが，子どもは問題行動が多発し，自閉スペクトラム症（Autism spectrum disorder：ASD）診断，不登校もある。子どもの主治医から，親の治療の要請があり，初回にどんなことをするのかという説明のデモの段階で，解除反応が生じた。その後，親の側は治療を拒否し，子どもの治療のみ実施しているが，治療効果は不十分である。

〔**症例２**〕40代女性

学童期に遡る積み重なった性的虐待があり，激しい自傷があり，腕は傷だらけで，これまでも自殺企図による入退院を繰り返してきた。この方も主治医から治療を求められて受診した。初回，筆者と会う前に（！）すでに解除反応を生じ，車椅子で入室した。治療の説明を行い，漢方薬を服用してもらってから具体的な簡易型処理を行うことを説明したが，クライエントは治療をすぐにはじめてほしいと納得しなかったので，手動処理による体幹の部位のみ実施した。この簡易型処理で身体の不快感に関しては改善した。しかし，次回からの受診は拒否し，もとの主治医による治療継続になった。

〔**症例３**〕40代女性

義父の連れ子の兄から性加害を受ける。結婚後は夫からのDVが続き，精神科を受診，長年抗うつ薬を服用してきた。激しい気分変動があり，子どもたちへの暴力も継続した。子どもの深刻な希死念慮への治療の依頼から，親の治療の必要性を伝え，初回の説明と処方を行ったが，次回からの受診は拒否し，子どもも通わなくなった。初回の診察の後に著しく不調になったという。激しいフラッシュバックが生じたものと考えられる。その後の受診は途切れた。

脱落症例をまとめてみると，共通点が浮かび上がる。すべて性的虐待の症例であり，初回で脱落していること。過去の想起を禁じること自体が想起を引き起こしていること。さらに，それまでの長年の精神科での治療の経験は（残念ながらEMDRを含めて），まったく当てにならない。また，簡易型処理の導入の実施で，TSプロトコールの治療によって改善の可能性がクライエントに理解できていても，それ以上に拒否が強い。

性的虐待でなぜ脱落が起きやすいのだろうか。やはりフラッシュバックが重いということに尽きるのだと思う。性的虐待のトラウマ記憶はまさに侵襲性が強く，クライエントにとっては大変につらい体験になるのである。

脱落症例をまとめてみると，いかに簡易型といえども，フラッシュバックの治療を行うということ自体が，激しいフラッシュバックの引き金になっていることがわかる。

3　最初から入院治療を行った症例

一方，最初から（クライエントのほうが）用心をして入院治療を行った症例を経験した。

〔**症例４**〕30代女性

性的虐待を含むさまざまな被虐待，さらに性的被害の既往があり，また摂食障害があり，仕事についているが，きわめて不安定な状態であった。主治医からの依頼で治療を行うことになった。治療法の説明を行い，３回目までが大変ということをあらかじめ告げたところ，クライエントは自分の死にたい気持ちが抑えられなくなるかもしれないと，きわめて強い不安を訴えた。すると主治医から，最初から入院して，そのうえで治療を開始してもよいとの提案があり，それならと入院（精神科病棟）し，その状態で（病棟から外来に通ってもらう形で）治療を開始した。

治療をはじめる前の初回の改訂出来事インパクト尺度（Impact of Event Scale-Revised：IES-R）は74点（侵入28，回避25，過覚醒21），ベック抑うつ質問票（Beck Depression Inventory-II：BDI-II）は44点であった。そうして治療を実施してみると，最初の数回までの処理において，フラッシュバックが起きまくり，「治療したくない，つらい」と訴え，毎日吐き気を訴え，安定剤，制吐剤，さらには睡眠導入剤の服用を重ねた。

しかし，３回目の治療後からフラッシュバックがいくらか収まり，４回目でフラッシュバックは著しく軽減した。こうして４回の処理を行い，１クール終了した後，外泊を経て退院した。この時点で IES-R は53点（18，23，12），BDI-II は29点と高得点ながら点数は下がった。

退院後も継続的な治療を実施した。図８はクライエントがこっそりとつけていたフラッシュバックの表である。退院後の最初の外来の時に，クライエントからあまり変化がないという話が出たので，フラッシュバックはよくならなかったのかしらと筆者が述べたところ，そうではない，実はこんなものをつけていて……と，この表を取り出したのである。「フラッシュバックは軽くなって，すごく楽になったが，でもまだ仕事はできていないし，食べ吐きもよくなっていない。そこで変わらないと総括した」とのことであった。

その後，紆余曲折があったが，治療を継続し，仕事は通えるようになった。食べ吐き症状は何かイベントがあると再発するが，こちらも軽減している。

このクライエントの治療を通して，最初から入院治療を行うことのメリットとデメリットを確認することができた。

メリットとしては，確かに脱落は起きにくく危険も少ない。しかしこの症例のように，入院を利用できる状況にいる人は非常に限られている。

一方デメリットとしては，フラッシュバック自体はむしろ非常に強くなっ

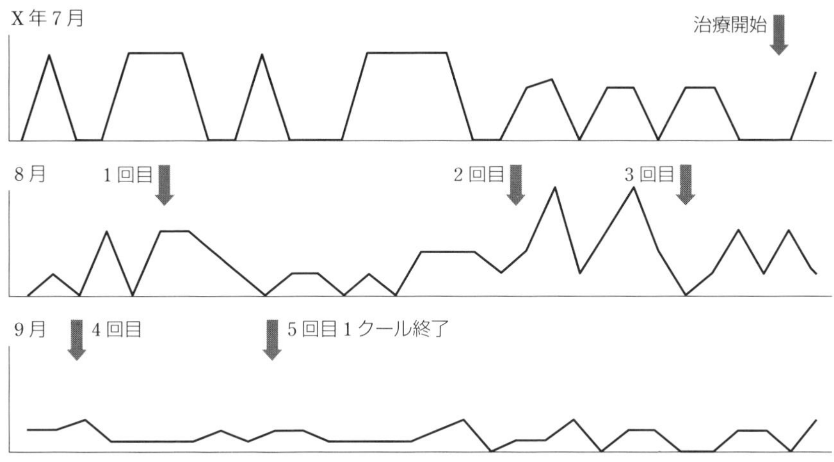

図8　クライエント自身が（こっそり）つけていたフラッシュバックの推移

てしまう。理由を考えてみると，精神科の病棟は全スタッフが共感・傾聴に慣れていて，なんというか，病棟そのものが傾聴に溢れているのだ。看護師どころではない。掃除のおばさんまで傾聴してくれるのである。だから，自動的にフラッシュバックは強くなってしまう。曝露という意味ではプラスになるところもあるが，フラッシュバックが起きまくるので，治療そのものは大変につらくなってしまい，TSプロトコールの本来の趣旨からはいくらか外れてしまう。

4　3回目までを乗りきる工夫

3回目までを乗りきる工夫を考えてみよう。つまり，治療に集中しないことが重要なのだ。無職より仕事をもっているほうがより安全だし，子どもがいるほうが（子どもには被害がおよぶことがよくあるが）本人の安全性は増すことになる。また，健康を維持するための基本的な枠組み，夜寝る，朝起きる，三食を食べるなどが，きわめて重要になる。先に記したが，この健康を維持するための基本的な生活が，複雑性PTSDのクライエントはごちゃごちゃという人がむしろ普通である。3回目までを意識的に取り上げてTSプロトコールを実施した症例を紹介する。

〔**症例5**〕40代女性

小学生の子どもと一緒に受診した。もともと親子併行治療の希望での紹介と受診である。要点のみ生育歴を記す。幼児期から激しい身体的心理的虐待に加え，激しいいじめの被害もあり，10代になると性被害もあった。最初に妊娠した子は中絶し，その後，20歳で結婚し，子どもを産んだが，夫からの激しい暴力のため，記憶の断裂が著しく，自ら家出をした以外に，気がついたら遠方の地をさまよっていたというエピソードもあり，今日振り返ってみても何があったのか思い出せないという。結局，家出のまま離婚し，しばらく別の男性と同棲したが，そこでも激しいDVと夫婦間レイプがあった。

30代後半になって別の男性と結婚し，子どもが産まれた。この3人目の夫はアルコール依存があり，また自分の両親と激しく対立を繰り返した。結婚して数年前に離婚に至ったが，今度はストーキングがあるという。3回目の結婚で生まれた子どもが不調を繰り返し，小児科経由で紹介され，それがきっかけでこの方も受診をするに至った。すでに数ヵ所の精神科を受診していたが改善はなく，小学生の子どもだけでなく，すでに成人をしている最初の結婚で生まれた子どもの世話も必要な状態で，初診した当時は希死念慮が著しく高まっていた。

初診の時に，顔を合わせる前から，クライエントは身体を震わせて泣きじゃくっており，話題は時間の経過を無視してあちらこちらに飛び，混乱状態であった。クリニックからの紹介状の中にクライエントを担当していた心理士がこれまでの生育歴をまとめてくれていたので，詳しい生育歴をきちんと確かめる必要がなかったことが治療者としては大変にありがたかった。過去のエピソードのフラッシュバックが止まらないクライエントを制し，なるべく昔のことを思い出さないようにしてほしいことを伝えた。すると，クライエントはびっくりした表情になり，ようやく一方的な発話を止めた。そこで親子にTSプロトコールによる治療の説明を行った。強調したのは，1回の治療は数分で終わること，3回目を過ぎるとフラッシュバックが軽くなり楽になるので，そこまで頑張って毎週か２週間おきに，親子で外来に来てほしいことである。次回，次々回の受診予約を先に行い，そのうえで，その３回目までに喧嘩せずに親子で取り組めるものがないかどうか確認をした。すると，子どもからゲームの『ドラクエウォーク』を一緒にやりたいという提案があった。家の中にじっといると不安なことがどんどん湧いてくるというので，治療者もそれを支持した。またクライエントが１人で取り組める好きなことがないか確認してみると，本当は整理整頓をしたいが，この数週間，何もできていないことが語られたので，できる範囲で家の片づけや洗濯を行うことを提案した。初診が終わった時，クライエントは過呼吸のため身体がふらついていて，子どもに支えられてやっと立てる状態であった。

次の外来はどうなるのか，きちんと外来に来られるのかという心配をよそに，親子は時間通りに受診した。漢方薬をはじめとするTS処方はしっかり飲めたというが，睡眠がばらばらできちんととれないという。悪夢も多く，眠るのが怖いとのことで，短期間だけ悪夢を減らす薬と睡眠のための薬を処方し，簡易型トラウマ処理を開始した。親子への治療は10分間ほどで終わった。「本当に10分で終わるのですね」とクライエントは目を丸くしていた。『ドラクエウォーク』は親子で１回だけ行けたという。改めて３回目までを乗りきる必要があることを告げ，来週の外来を約束した。

１週間後，次の外来も親子共々，時間通りに来院した。漢方薬も含めて服薬ができているという。２人で『ドラクエウォーク』をしていて，クライエントも１日40分ぐらい歩くことになって，健康によいとのことであった。また，家の整理を少しだけしているという。２回目の処理も10分で終了した。

さらに２週間後の外来もきちんと受診した。昔のことがいろいろ噴出してきてつらいという訴えがあった。この日，パルサーによる４セット法（３回目）を終了後，胸の辺りのモヤモヤが残ることが自覚され，手動処理で，鎖骨下部，首，頭を追加した。頭の手動処理の際に「自分で自分の頭をよしよしとなでるような感じで，自分に向かって次のように言いながら頭を左右交互になでてください。『私はよくやってきた。私はよいお母さんだ。私は逆境を乗り越えてきた。これからも乗り越えることができる。これからよいことがもっとある。私はよくやっている』」と声をかけると，クライエントは涙を流しながら手動処理を実施し，終わった後で「ああ，楽になりました。抜けた感じがはじめてわかりました」と述べた。

次の外来も時間通りに来院した。クライエントは「前回を終えた後からよくなったり悪くなったりを繰り返していますが，全体として楽になりました」と述べた。「よく頑張りました。これから楽になりますから」と伝え，４回目の簡易型トラウマ処理を実施した。この回では喉の辺りのつまった感じが残ることが語られた。「これはよくあることで，言いたいことをぐっとこらえるという習慣がついている時の現象です。息を吐く時に，首のところでしっかり息を下から上に抜くことを意識して深呼吸をしてみてください」と指示し，手動による左右交互タッピングと深呼吸を，鎖骨下部，首，頭と追加して実施した。この追加処理後，「ああ，すごく軽くなりました」と表情が明るくなるのがうかがえた。

さらに２週間後（治療開始から２ヵ月），親子共々，一仕事終えたという顔をしているのがうかがえた。フラッシュバックは前回からストンと減ったという。「４回目ぐらいから楽になると言われていたが，半信半疑だったけど，本当に楽になりました。でもまだ本当なのかと，信じられないような気持ちで，逆に楽になっていることで，何か不安になってしまいます」と言う。親子での『ドラクエウォーク』は続けているという。この日はまた，クライエントの主な心配事が，併行受診している小学生の子どもよりも，成人した子どものことになり，その人の現在の状況が主な話題になった。治療者は，本人が同意すれば，その人の治療も一緒に行うことを確約し，手動による簡易型トラウマ処理をフルセットで一緒に行った。寝る前に親子で一緒に手動による処理を行うようにお願いをし，TS 処理を１クール終了とした。

その後，通院間隔は３～４週間にし，外来での TS プロトコールによる治療を続けている。

この症例の場合，トラウマの治療をするということで受診しており，そのこと自体がすでに激しいフラッシュバックを引き起こし，解除反応をすでに生じた状態での初診になった。記したように，これまでの経過のまとめが手元にあったことが大変にありがたかった。記憶の想起をしない状態で治療を行うことを説明し，最初の数回をどう乗りきるのか，具体的な対策を初診で相談した。幸いであったのは，親子関係が加虐によって愛着の大きな障害という状況になっていなかったことである。親子で取り組めるものが見つかったことも幸いであった。

この症例を通して，孤立して孤独な生活を送っている人の治療がいかに難しいか，逆に理解していただけるのではないかと思う。子どもたちの存在は，治療意欲の源泉になっており，また生活の支えにもなっていることがうかがえる。

TS プロトコールは安全性が高い治療法であるが，トラウマの治療という側面によって，否応なしにフラッシュバックは一時的に悪化する。そのため，３回目を過ぎると楽になることの心理教育をしっかり行うと同時に，あらかじめ想起をしないための取り組みを相談しておかなくてはならない。何もしないでいると危ないので，何か無害な活動を実践していくための具体的な内容について相談し，そのことを話し合っておくこと自体が，３回目までを乗りきるための基盤になる。

（杉山登志郎）

第2章

複雑性PTSDの治療経過をめぐって

はじめに

TSプロトコールは複雑性PTSDの治療のために作成された簡易型トラウマ処理技法である。しかし，TSプロトコールだけで複雑性PTSDの治療が完遂するわけではない。複雑性PTSDのクライエントは，幼児期からすでに不遇な人生を過ごしている人たちが多く，全体的な社会的適応は大変に不良なことがむしろ普通である。また，心理的虐待の中を過ごしてきているため，どのような側面でも自己否定からすべてがはじまると言っても過言ではない。治療者から見ると，素晴らしい才能，優れた素質，容姿の美しさなどを備えていても，そのことがクライエントに実感されることはなく，無価値感と希死念慮に明け暮れてしまう。まさにトラウマが引き起こす「反錬金術」（Felitti et al., 1998）である。フラッシュバックの改善は回復のその長い道のりの第一歩に過ぎない。

いくつかの症例を通して複雑性PTSDの全体的な治療経過を確認し，その中でのTSプロトコールの役割を検討してみたい。

1　症例

〔症例1〕30代女性

著しい不眠とそれによって飲酒が増えてコントロールができないことを主

訴にＸ年９月受診した。

クライエントは幼児期から暴力と暴言にさらされてきた。７歳にて両親は離婚し，母親に引き取られたが，数年後母親は再婚した。新しい父親からも，母親やクライエントに激しい暴力があり，15歳頃に再び離婚になった。その後も母親は何人か内縁の男性がいたという。幼児期から父親やそれ以外の男性から母親への暴力を目撃し，また母親と男性とのセックスを見ることがあったという。10代には霊が見えていて，霊からの声も聞こえたという。20歳で結婚したが，夫からクライエントへの激しいDV，夫から子どもへの虐待，さらに夫婦間レイプがあり，子どもが生まれてまもなく家出し，そのまま離婚になった。すると今度はクライエントから子どもへの虐待があり，児童相談所に通告され，子どもは一時保護になった。児童相談所からの依頼によって子どもの治療を開始した。治療者は子どもの初診の時に，母親であるクライエントに併行治療を提案したが，クライエントは拒否した。

子どもの初診から２年後，子どもの治療が一段落した後，上記の訴えでクライエントは初診になった。子どもが児童相談所に保護された後は，イライラして子どもに対して暴力が出るのを防ぐため，アルコールの力を借りてきたという。もともと記憶する限り，睡眠は３時間ぐらいしかとれていなかった。16歳から習慣的に飲酒をしており，最近は500mlの酎ハイを４～５本飲んで寝ている。それでも眠れなくなり，抑えられないイライラが続くので，治療を受ける決断をしたという。

霊の姿は，今は見えなくなったが，気配があり続けている。また健忘が著しく，毎日を過ごすのに手一杯であるという。気分の上下は激しく，自己無価値感，他者への不信感も認められ，複雑性PTSDと診断した。この診断をクライエントに告げ，TSプロトコールによる治療を提案し，了承を得た。処方は，小建中湯２包，十全大補湯２包，炭酸リチウム２mg，アリピプラゾール0.2mg，ラメルテオン0.8mgに加え，不眠時の頓服としてレンボレキサント2.5mg分１を処方した。

服薬の確認後，パルサーを用いた簡易型処理を開始した。パルサーのみでは胸の辺りの不快感がとれず，手動処理を加えることが多かった。アルコールもいくらか減ったのみで，酎ハイ500ml３本ぐらいの飲酒が続いた。X 年11月，フラッシュバックは軽減してきて，夜も12時前に眠れるようになったが，夜中の２時に起きてしまうという。起きた時に家事をするというので，家事など何もせず，頑張って横になったまま二度寝を試みるようにお願いをした。

X＋１年１月，フラッシュバックは随分減ったという。しかし寝ついて３～４時間で目が覚めることは続いており，昼間に眠くなり，昼寝や時には朝寝をしてしまう状態が続いている。「昼寝をしてもよいが，１時間以内にする」ことをお願いした。アルコールは500mlの酎ハイ２～３本を飲んで寝ることが続いているという。

２月になると，目が覚めてもまた眠れるようになったと報告があった。しかし，この頃から外へ出るのがつらいと訴え，外出が著しく減った。日常的な買い物も控えぎみで，授業参観など，子どものために必要な外出も避けているという状況が報告された。

春を迎え，飲酒は減らないが，落ち着いていると報告される中で，５月突然に激しいリストカットが生じた。子どもが友人と LINE をしているのを見て，親が電話で自分の悪口を泊まりにくる男性に言っていた記憶が噴き出してきたという。なぜそれがリストカットになるのか確認してみると，母親が告げ口をしていた男性から，暴力だけでなく，性被害を繰り返し受けていたことがはじめて語られた。２月頃から，これまで忘れていた場面がしばしば浮かび上がるようになってきたという。食事がばらばらになっていて，生活リズムが乱れた状態になっていたので，もう一度，食事を含めた生活リズムを規則正しくするようにお願いし，外来でのパルサーによる４セットの簡易型処理を継続した。また，睡眠のための薬をレンボレキサント５mgに増量し，しばらく毎日服用するようにした。振り返れば，クライエントは毎年春先には不調になることを繰り返していたという。さらに振り返ると，この春先の時期，母親が大変に不安定になって，子どもであったクライエントが母親の世話をしなくてはならなかったり，その一方で顔が腫れて外出ができないような殴られ方をしたり，また自分自身も母親の周囲の男性から被害を受けたりしていた。それらのいろいろなエピソードが錯綜し，どれがいつ頃に起きたことなのか，よくわからないという。

６月，飲酒は500ml２本ぐらいで止まっているという。

８月，睡眠薬はレンボレキサント2.5mg程度で眠れていて，やっとアルコールで眠ることがなくなり，自ら落ち着いていると報告するようになった。子どもからも「お母さんが怖くなくなってきて，外にも連れていってくれるようになった」との報告があった。

症例１のまとめ：親子併行治療ではあるが，子どもの治療に遅れること２年を経て，ようやくクライエントの治療を開始した。子どもの治療を通して，治療者を信頼するまでに２年間必要であったということなのだろう。

主訴は不眠とアルコール依存であるが，幼児期に遡る身体的，心理的虐待，そして性的虐待である。初診当初，性的虐待の存在ははっきり語られていなかった。飲酒はフラッシュバックによって湧き上がる激情を抑え，自分の子どもに加害が生じないようにするため，自己対処の方法として用いられていた。治療開始から４～５回の TS プロトコールによる簡易型トラウマ処理治療を実施し，フラッシュバックは軽減したと報告された後も，アルコールの摂取量は減らなかった。季節的に不調になる，いわゆる記念日症候群の著しい悪化を通して，ようやく閉じ込めていた記憶が開かれ，この時期に訪れる悪化が深いフラッシュバックによって生じていたことが明らかになった。TS プロトコールによる簡易型処理を続け，その治療を行う中で，ようやくアルコールの摂取量を減らすことができるようになり，社会的な適応は向上した。

〔**症例２**〕30代後半女性

日系ブラジル人女性である。前医からパニック症という診断を受けていた。この方も，子どもの相談からクライエントの併行治療を行うことになった。20年前に来日し，日本語はそこそこに話せるが，細かなニュアンスは困難という。来院時，生活保護を受けていた。

生育歴を確認すると，両親はクライエントの幼児期に離婚し，その後，施設で育ったという。施設から里親移行したが，その後，里親に２回捨てられたという。青年期以後，パニックが頻発するようになった。その折りに，女性が鼻や口から出血する場面の映像がフラッシュバックするという。日本に来てからこれまで関わってきた福祉の人々からは，虚言が著しく多いと非難を受けていた。また，子どもの発達の問題は何度も指摘されてきたが，医療機関への紹介のたびに，クライエントは無断の受診拒否を繰り返していた。本人も精神科クリニックにすでに受診しており，パロキセチン25mg，ブロナンセリン４mg，フラロゼブ酸エチル４mg，ロラゼパム３mg，ブロチゾラム0.25mgを服用していた。

X年７月，子どもの相談からクライエントの治療を開始した。市から派遣された通訳が同席して，通訳を行いながらの治療の実施になった。クライエントは，前医から境界性パーソナリティ症と診断されていると述べたが，治療者はクライエントに複雑性PTSDであることを伝え，TSプロトコールによる治療を提案し，了承を得た。処方を桂枝加芍薬湯２包，四物湯２包，炭酸リチウム２mg，アリピプラゾール0.2mg，ラメルテオン0.8mgに変更し，パルサーを用いた簡易型処理を開始した。

治療を開始してすぐに明らかになったのは，クライエントが深呼吸ができないことである。「しっかり呼吸をするように言われると，７，８歳の頃，プールに沈められ頭を押さえつけられ，息ができなく溺れかけている場面のフラッシュバックが生じる」という。そこで治療者は，一般的な深呼吸の代わりに，少しだけ息を吸い，その後息を吐ききってもらうという形で深呼吸を行うようにした。この方法での深呼吸は可能で，TSプロトコールによる４セットの簡易型処理を行った。

X年10月，通訳が同席可能な日を探し，１ヵ月に１回程度の外来での治療を継続した。パルサーを用いた簡易型処理の４回の実施でパニックは激減し，さまざまな場所で突然に泣きわめくことがなくなった。つまり，パニック症ではなく，フラッシュバックによるパニックであった。

しかしその後，再び不調になった。引き金は，子どもの学校入学のための手続きが必要になり，日本語ができない中で福祉・教育の相談が立ち往生してしまったことからであった。これはソーシャルワーカーがついて，福祉との相談を繰り返した。この中で，クライエントにスイッチングがみられることがソーシャルワーカーから報告された。突然に幼い人格にスイッチするという。そこでX年11月，自我状態療法を実施した。

すると年配の男女，さらに子ども4人（男の子3人，女の子1人）の部分人格（パーツ）の存在が明らかになった。主人格を通して，それぞれにアクセスし，平和共存をお願いし，子どもたちを中心に，みな一緒にパルサーの簡易型処理に加わるようお願いして，4セットによる処理を実施した。簡易型処理の実施後，パーツたちの様子を尋ねると，みなニコニコしているという。自我状態療法を何度か繰り返し，クライエントは徐々に部分人格との協働ができるようになった。

クライエントはもともと肥満があり，100kg以上に肥満している状態と，健康によくないので頑張ってダイエットをする状態とを繰り返していた。X＋1年，7月，90kg台に体重を落としたという。また，子どもに振り回されていると述べた。簡易型トラウマ処理を続け，12月になるとパニックはほぼなくなった。

X＋2年，来院のたびに，パルサーだけでなく手動処理を実施するようにした。自宅で手動処理を折りに触れて行っているという。5月，健康のため，スポーツジムに通いはじめたと報告があった。

8月，自分が何人もの人に分裂してしまう感じを再び訴えたので，再び自我状態療法を実施した。すると，46歳マルコス，42歳ジェニーが現れ，以前いた幼い子どもは成長していて20歳のアンナのみ残っていた。4人（主人格＋部分人格3人）一緒にと声をかけてパルサーによる4セットの簡易型処理を実施した。その後の治療では，部分人格とは仲良くできていることが報告された。

X＋3年，フラッシュバックはほぼ軽減し，現実的な相談が増えた。年末にまた100kgを超えたのでダイエットと運動を再開し，徐々に減量していき，70kgまで体重を落とすことができた。クライエントに痩せた魅力的な体型になると男性から襲われるので不安だったのではないかと確認すると，その通りだと肯定した。体重が減ってから，夜に家の戸締まりを確認するようになり，また防犯カメラを設置したという。男性に対して安定した対応がまだできていないが，以前は大声を出す，特に男性を前にした時にフリーズしていたが，フリーズがなくなり避けることができているという。また，日系ブラジル人同士の友人が増えてきたという。

症例2のまとめ：日系ブラジル人の症例である。社会的養護で育ち，身体的，心理的虐待のみならず，明らかに性的虐待の既往があったことがうかがえる。通訳を介しての治療であったが，日本人のクライエントと変わらず，４回程度の簡易型処理でフラッシュバックの軽減を得ることができた。その後，著しくストレスがかかった状況において，スイッチングが生じることが明らかになった。これまでクライエントに関わってきた専門職からクライエントの虚言や紹介先への無断受診拒否が報告されていたが，背後の病理は解離性同一性障害の存在であった。これも通訳を介してであるが，自我状態療法を行い，数回の治療でパーツとの協働が可能になった。こうしてフラッシュバックが軽減し，パーツとの協働が可能になってはじめて明らかになった問題が肥満である。健康のために肥満が好ましくないことは重々承知していて，スポーツジムにも通ったが，実際に痩せると今度は不安に駆られてまた太るということを繰り返していた。治療開始して３年を経過して，ようやく人との交流が増えて，継続的なダイエットに向かうことも可能になった。

複雑性 PTSD は国境を越える。日本とブラジルを挟んでドラマのような経過が展開することも少なくない。通訳を介してでも，TS プロトコールであれば，クライエント・治療者双方に負担なく治療が可能である。

〔**症例３**〕40代男性

幼児期から，両親からの激しい身体的，心理的虐待を受けて育った。叱責された時に裸で外へ出されたというエピソードが何度もある。また，父親から罰として性器を強く握られるという性的虐待もあった。高卒後，独立し，会社員として働いた。１人暮らしをしていたが，希死念慮と抑うつ，気分変動のため，長年にわたり精神科を受診し，希死念慮のために入院したことが何度かある。結婚歴はなく，現在も独身で，男性女性問わず恋人はいない。激しい抑うつの波のため，仕事の継続ができなくなることが時々生じていた。独居しており，両親との関わりを絶とうとしてきたが，両親からのさまざまな働きかけがこれまで続けられていた。両親が私立探偵を雇って自分の居所を探させているのではないかという。筆者にクライエントを紹介した医療機関に彼が初診したのは10年以上前である。こうして長年の治療を受けてきたが軽快がなく，イライラと不眠が続き，仕事も続けられなくなった。

X 年３月，トラウマの治療を目的に紹介を受け，筆者の外来に受診した。クライエントに TS プロトコールによる治療を提案した。初回時の面接の前に評価を行った改訂出来事インパクト尺度（IES-R）は78点，ベック抑うつ質問票（BDI-II）は45点と大変な高得点であった。初診時の服薬はセルトラリン50mg，バルプロ酸ナトリウム400mg，フルニトラゼパム１mgの処方がなされていた。服薬を桂枝加竜骨牡蛎湯２包と十全大補湯２包，炭酸リチウム２mgとアリピプラゾール0.2mg，ラメルテオン0.8mgに変更し，服薬の確認後，パルサーを用いた４セットによる治療を開始した。

初回から，パルサーによる４セットだけでは身体の違和感がとれず，胸の辺りの不快感が強く残るため，鎖骨下部，首，頭の部位の手動による処理の追加を行った。トラウマ処理３回目に，昔から繰り返し見ていた悪夢があり，それがひどくなっていると報告された。その夢は悪魔に自分が乗っ取られる，あるいは悪魔に自分が食われるという夢であるという。そこで，部分人格の可能性を考え，自我状態療法を行った。すると気配だけで誰も現れなかったが，筆者は，部分人格の可能性が否定できないと考え，部分人格には聞こえているからと，平和共存の提案を伝えた。するとその後，夢がすっかり変わったと報告された。「ひょっとして悪魔さんは守り手であったかもしれない」と筆者が述べたのに対し，クライエントは当初非常に困惑していたが，このように夢が変化してくると，悪魔と呼んでいた部分人格が，実は自分を守ってくれていたかもしれないと振り返るようになった。X 年５月，５回の治療でフラッシュバックが軽くなったと報告されたので，１クールを終了とした。この時点で IES-R50点，BDI-II32点で，初回より改善したもののまだ高い点数であった。クライエントは「これからやっていけるかどうか不安ですが，親からすごく距離がとれた感じがします。長年のフラッシュバックもすごく軽くなりました」と述べた。

６月，クライエントは仕事を探していた。すると６月末，父親がクライエントの住居を探し出し，玄関のドアを叩きながら大声でクライエントの名前を呼ぶという事件が起きた。クライエントは鍵をかけて応じず，またその後，自ら警察に連絡し，警察に保護をしてもらった。しかし，この事件でこれまでの治療の成果は飛んでしまい，クライエントは怯えて震え，生活もままならない状態になった。それでも，クライエントはその後，緊急避難ができる場所を探し，友人が許諾したので，父親が訪れそうな時には友人のところに避難するようにした。外来では，父親に襲われ刺されるという夢を繰り返し見ていると報告された。筆者はパルサーを用いた簡易型処理を続け，クライエントに「夢の中は大丈夫だから，しっかり対決をするように」と励ました。

９月，クライエントはボランティアの仕事を探し出し，時折そこで働くようになった。すると10月には，警察官や悪魔が，自分を襲ってくる父親から自分を助けてくれるという夢を見たと報告された。11月，介護系の仕事が見つかり，そこで働きはじめた。当初は６ヵ月間の試用期間とのことであった。クライエントは今までの住居から引っ越す決意を固めた。仕事があるため，外来は月に１回になった。

X＋１年１月，外来ではパルサーを用いた簡易型処理を継続していた。クライエントは仕事が厳しく大変だが頑張っていると明るい顔で述べた。３月になって転居をした。５月，仕事に疲れていて，服薬を忘れてすぐに眠ってしまうという。６月，正社員として雇用されるようになり，キャンプに出かけ楽しかったと報告された。

７月，クライエントのほうから「フラッシュバックはすでに起きなくなっている。また，毎日手動処理を継続しているので，トラウマ処理を終わりたい」と申し出があり，トラウマ治療は終結とした。この時点で IES-R ４点，

BDI-II 7点であった。

症例3のまとめ：長年の虐待を受け，成人になって親と決別をしたにもかかわらず，気分変動と抑うつ，希死念慮のため，長く精神科の治療を受けてきた男性である。TS プロトコールによるトラウマ処理を行い，フラッシュバックは速やかに軽減した。しかし，父親がクライエントの住居を探し出すというハプニングが起き，治療は一旦後退した。しかし，このエピソードをきっかけにクライエントは仕事を真剣に探すようになり，新しい仕事につくことができた。こうして社会で働き出すと，これまでできなかった自ら楽しめる活動にも参加できるようになって，治療は急速に進み，トラウマの治療は終了となった。

2　複雑性 PTSD の治療過程

TS プロトコールの主たる役割は，フラッシュバックの軽減である。フラッシュバックを減らすことの重要さは言うまでもないだろう。特に家族の場合，子も親も（そしてさらにその上の世代も）フラッシュバックに振り回される状態では，安全な生活もままならない。安全に，またクライエントに強い負担をかけずに，比較的速やかにこのフラッシュバックの改善が進むことが，TS プロトコールの何よりものメリットである。また，TS プロトコールが少量処方と漢方薬が中心であることにも注目してほしい。高容量の向精神薬を用いないことは，過量服薬の事故を防ぐだけでなく，その後の社会的な適応を向上させるうえで有用である。

クライエントが子どもの場合には，この後に愛着の修復の作業が続くことになる。

クライエントが成人の場合には，次の課題は自己治療的依存症が軽快することではないだろうか。成人の場合，食べ吐きであったりアルコールの大量摂取であったりする。リストカットもこの中に含めてよいのではないかと思う。広い意味での依存症の要素をもつからである。これらの依存症は，フラッシュバックの治療が進めば，完全にはよくならなくとも，生活や健康に害を与えないレベルまで改善することが多い。しかし，症例１に示されるように，この依存症が意識にのぼっていないもう一段深いレベルのトラウマ記憶から生じるフラッシュバックを抑えるために働いていることも少なくない。ここでプラス・マイナス両方の契機になるのが記念日症候群の存在である。複雑性 PTSD のクライエントにおいて，記憶には存在しないが，その季節になると原因不明の悪化がみられることは稀ではない。確認をすると，確かにこの時期にいろいろなことがあったことは認められるものの，それが何なのかというと，いくつものトラウマ的なエピソードが錯綜していて不明確であることが多い。依存症の軽快とどちらが先なのか判然としないが，記念日症候群に代表される，記憶に存在せず，身体が覚えている反応の軽快が次の課題であり，TS プロトコールを継続し，このもう一段深いレベルのフラッシュバックへの治療が必要である。

複雑性 PTSD のクライエントにとって次の課題は，自己イメージの回復ではないだろうか。ここには他者との関わりが必要なのではないかと感じる。そもそも「人が信じられない」人が，「自分を信じられる」はずがなく，逆もまた然りである。

人との関係の回復の過程において，なぜかしばしば部分人格との和解が必要である。その理由を考えてみると，クライエントがつらい記憶や直面が困難な行為をしばしば部分人格に担ってもらっていて，薄々その事実に気づいているからなのだと思う。部分人格を切り離す，すなわち見捨てることによって，主人格は生き延びてきた。主人格にとって，部分人格という兄弟姉妹との関わりを取り戻すことは，自らの矜持を回復するうえで必要不可欠なのだと思う。そのうえでクライエントは他者との交流が可能になるのではないか。そうして他者から信頼されている実感や，他者の役に立っている実感があってはじめて，自己への，そして他者への信頼が取り戻せるのであろう。症例３に示されるように，社会的な適応が向上してはじめて，複雑性 PTSD は治癒が可能となる。この部分が不十分では，本当の意味での治療にならないのではないか。

表3　複雑性 PTSD の治療経過

1	フラッシュバックの軽減
2	自己治療的依存症の軽快
3	記憶に存在せず，身体が覚えている反応（記念日症候群など）の軽減
4	自己イメージの回復；他者との関わりが必要
5	正しいフラッシュバック反応（防衛的フラッシュバック）のコントロールができる

最後の課題は，正しいフラッシュバック反応のコントロールができるようになることである。正しいフラッシュバックとは，防衛的フラッシュバックと言い換えてもよいだろう。本来危害を避けるために生体に生じる反応がフラッシュバックである。症例２のクライエントが痩せることに著しい抵抗が生じるのは，反応としては正しい防衛反応であるが，健康な生活のうえでは支障になってしまう。同様に，複雑性 PTSD のクライエントが威嚇的な大声をあげる人を避けるのは正しい反応であるが，フリーズしてしまうのではなく，社会的な行動をとることができるようになってはじめて，フラッシュバックの克服になるのだと思う。

複雑性 PTSD の治療経過の全体をまとめると表３のようになる。

3　TS プロトコールのもう１つの役割

TS プロトコールのもう１つの用い方というか，役割を述べておきたい。

〔**症例４**〕30代後半（初診時）女性

両親からの虐待があり，義理の父親や母親の複数の交際相手からの性的虐待の既往がある女性である。10代で最初の結婚をするが，夫婦間レイプがあり，夫からの暴力が激しく離婚した。その後しばらくして，２回目の結婚をした。この結婚でも，夫からの激しい暴力がクライエントおよび子どもたちにあり，離婚した。この間にたくさんの子どもを産んだが，子どもの１人が３歳の時，クライエントは非常に激しい加虐を行い，児童相談所が介入することになった。その後，子どもたちはほとんどが社会的養護のお世話になることになった。クライエントは母子寮に入所し，そこでもトラブルが多発していた。治療のきっかけは，下から２番目と３番目の子の乱暴な行動で，子どもが受診したことである。子どもたちはともにASD，注意欠如・多動症（Attention-deficit hyperactivity disorder：ADHD）の診断になるが，発達性トラウマ症と診断された。クライエントのカルテを作成し，親子併行治療を行うことになった。その後，２人とも児童養護施設に入所し，クライエントは一番下の子と一緒に暮らすようになった。ちなみに，この子もカルテを作成し，併行治療を実施した。

治療を開始してすぐに多重人格が明らかになった。クライエントは激昂すると男性人格にスイッチし，大暴れを繰り返していたのである。TSプロトコールによる，少量処方，漢方薬，簡易型トラウマ処理を実施し，その後，自我状態療法を行った。男性人格は，クライエントの記憶によれば，随分昔から一緒に居たという。この暴力人格が，守り手として働いてきたことは明らかであり，クライエントもそのことに納得した。仮にクライエントが〇美さんとすると，彼に〇男君と命名した。つまり暴力人格に自分と同じ名前をつけて呼ぶことになった。ほどなく，〇男君とはコミュニケーションがとれるようになり，クライエントは，彼に感謝しつつ，暴力的に暴れることは止めてもらうように話し合いができるようになった。トラブルがなくなったわけではないが，これによって激しい暴力沙汰はほぼ消失し，記憶が飛ぶこともなくなった。クライエントは，短時間の仕事に通うことができるようになった。

治療開始後２年，下から４番目の子どもが中学を卒業し，高校に入学するのをきっかけに，児童養護施設から帰ってきた。治療開始３年後，下から３番目，２番目の子どもが社会的養護から帰ってきた。クライエントはしばらく４児の母親を務めていた。その後，下から４番目の子どもは高校を卒業し，自立し，下から３番目の子どもも高校を出て働くようになった。上から３番目の子どもが遠方で結婚し，孫が生まれた。クライエントは，この孫に会いに行ったことを本当に嬉しそうに語っていた。さらに下から２番目の子どもも高校に無事入学した。もちろん問題がないわけではない。荒れることもあるし，子どもを置いてしばらく家を出ることもあり，治療者としてはハラハラするが，なんとか家族が維持されている。

クライエントは治療を開始してからこの数年間，2～3週間おきに外来に通い，4セット法を継続的に受けている。あたかもマッサージに習慣的に通うがごとくである。治療者はごく最近になってはじめて，すべての子どもの消息をクライエントから聞くことができた。

このような用い方もある。TS プロトコールは，何度も安価に受診ができる日本の保険診療システムに相性がよい。過酷な人生を送ってきたクライエントを支える一端になっているのであれば，TS プロトコールを心のマッサージのように用いるのもそれでよいと思う。

おわりに

この章で紹介した症例とは別の，解離性同一性障害もあった複雑性 PTSD の方である。数年にわたって TS プロトコールによる治療を行い，トラウマ処理はすでに終了し減薬も行ってきて，家族状況もようやく安定してきており，治療の終結をどうするか，相談している。この方がある日，こんなエピソードを語ってくれた。先日，目が覚めたら「私は一体何をしているのだろう。早く死ななくちゃ」とすごく焦っていた。しばらくして我に返ったというが，その時は本当に「早く死ななくちゃ」という気持ちでいっぱいになっていたという。笑いながらの報告であったが，治療者は衝撃を受けた。フラッシュバックの治療が終結したとしても，心がマイナスの方向に急に引き寄せられることはあるのだろう。複雑性 PTSD の心の闇は深いということなのだろうか。

（杉山登志郎）

第**3**章

自我状態療法の留意点
——部分人格は主人格を著しく損なうことがあるのか

1　表者と裏者

解離性同一性障害（DID）のクライエントにおいて，主人格や部分人格をどう表現すればよいのか，筆者はこれまで大変に迷ってきた。主人格と部分人格（パーツ）でよいのかもしれないが，DID はそれだけに留まらないことが少なくなく，この章では，主人格を「表者」，部分人格を「裏者」と表現することにする。DID の本人に外来で説明する時には，主人格を「表のあなた」，部分人格を「裏の方々」もしくは「内の方々」と呼ぶことが多いからである。

TS プロトコールに含まれる TS 自我状態療法の概要を振り返っておこう。

①イメージの家を身体の安心感のある部位に作る

身体の最も安全を感じる場所の上に緑の芝生の公園が広がっているとイメージしてもらい，そこに立つ小さな家をイメージしてもらう。ここまではスタンダードなやり方と同じである。

②家の中に入り，裏者に集まってもらう

家の扉を開けると，そこに小さな部屋がある。ここはクライエントの心の部屋で，安全な場所である。そこにいろいろな好きなものを持ち込んでもらう。そして，その部屋の中で「みな集まれ！」と呼びかけ，裏者に集まってもらう。もちろん，ここで全員が出てこない場合もしばしばある。例えば，部屋の奥に鍵のかかった場所があって，そこに隠れている裏者がいたとしても，それはそれでよい。

③裏者たちを確認する

それぞれの裏者たちの年齢と性別，名前を確認する。名前がわからない場合には，こちらから提案することもある。

④心理教育を行う

集まった裏者全員への心理教育を行う。みな大事な仲間であることを告げ，つらい記憶を抱えて，それぞれの裏者が生まれたことを説明する。どの裏者も，生まれることが必要であったからこそ生まれたのである。みな平和共存，いらない裏者など１人もいないし，消える必要もないことを説明する。この「平和共存，みな大切な仲間」というメッセージが一番大事なキーワードになる。

⑤裏者とのコミュニケーションは表者を通して行う

裏者とのコミュニケーションは，必ず表者を通して行い，裏者を前面に出させない。表者を通して「（裏者の）○○さんに聞いてください」「○○さんは何と言っていますか？」という具合に実施していく。

⑥幼い子から処理を行う

次に，年齢の一番低い子どもにアクセスして，つらかった記憶に対してトラウマ処理を実施する。筆者はTSプロトコールによる簡易型トラウマ処理をもっぱら用いている。この時も「手伝ってくれる人」と呼びかけると，助けてくれる裏者が必ずいて，幼い子どもの裏者を膝に乗せて一緒にトラウマ処理をするといった手助けをしてくれる。最初の回はこの幼い子へのトラウマ処理だけで終わる。

⑦平和共存の確認

処理が終わったら，裏者の全員が互いに尊重し合い，記憶をつなぎ合うことを約束し帰ってくる。

⑧一度に治療する裏者は原則１名のみとする

一度に多くの作業をせず，少しずつ治療する原則を守る。

⑨コミュニケーションがとれるようになることを治療目標にする

裏者同士，表者と裏者とがコミュニケーションがとれるようになれば，自我状態療法は終了してよい。人格の統合を目指さない。

このTS自我状態療法はオリジナルの自我状態療法（Ego State Therapy）の簡易型修正だけのように見えるかもしれない。しかし，実は２つの大きな違いがある。第一は，催眠状況をなるべく避けることである。その理由は，治療の目標が，表者と裏者，裏者間のコミュニケーションにあるからである。意識を下げずに表者と裏者とが会話できる，言い換えれば治療場面ではない日常生活において表者と裏者，裏者相互が助け合える状況こそ，治療の目標である。それが可能になれば，さまざまな場面で適材適所，それが得意な裏者に対応をお願いすればよく，むしろ社会的機能は向上する。催眠に頼らず，つまり意識を下げず，自立的な心の働きに委ねることで大きな治癒力がもたらされるとは，アクティブ・イマジネーション（Spiegelman et al., 1994）において示されていたことであった。

第二の要点は，TS自我状態療法の実施が，せいぜい10分間あれば可能なことである。つまり，特別な枠を設けなくとも，普通の精神科外来で実施ができる。短くすることが目的ではないが，治療の安全性を高める。治療の時間を短めに保つことは，重症のトラウマを抱えるクライエントにおいては常に考慮すべき優先事項である。この点において，TS自我状態療法は複雑性PTSDのクライエントに向いている。

DIDの症例において，治療に際してまずは表者に理解してもらわなくてはならないことがたくさんあるのが普通である。裏者は怖い人ではないこと。裏者たちは大切な兄弟姉妹であること。そして，裏者と協働が可能なこと。ただこの事実は，実際に自我状態療法を通してでなくては，クライエントというか，表裏含めたみなにわかってもらうこと自体が難しい。自分の知らないうちに裏者が自分の大切な人たちを傷つける行動をしたり，自らを危険にさらす行動をしたりすることが普通なので，クライエントを守るプラス部分の働きが表者に見えにくいからである。

裏者は取り込みと記憶の離断によって生成してくるので，裏者は表者が抱えきれなかったトラウマ記憶をもっていることが多い。また，裏者が取り込む対象は，漫画の主人公ということもあるが，なんと言っても多いのは，過去の表者であったり，現実に表者が過去に出会った人間であることが多い。特に加虐者は必ず取り込まれている。それであるからこそ，フラッシュバックとして加害行動が起きるのである。

加虐者・迫害者がモデルである裏者は，加虐者・迫害者そのものではない。しかし，その行動や思考様式は大変に加虐者・迫害者に似ている。それゆえ，表者にも，また他の裏者にも，加虐者を取り込んだ裏者は怖がられたり嫌われたりしているのが普通である。しかし実際には，加虐者・迫害者を取り込んだ裏者は，クライエントの守り手として働いていることが多い。人の心が作り出すものは必ずプラスがあるからこそ存在しているので，決して怖いだけの存在ではないことを，表者・裏者に（おそらくは加害者を取り込んだ裏者自身にも）説明する必要がある。

プラスがあると記したが，裏者の働きは，ヒステリー圏の疾患において一般に言われる疾病利得（Aquilina et al., 2016）とは著しく異なっているのではないか。なぜかというと，自殺企図をはじめとして裏者が致死的な行動に出ることは稀ではないからである。これはどう理解すればよいのだろうか。

筆者が治療を行った症例を通して，裏者の広い意味での深刻な自傷行動について，治療という側面から問題の検討を試みる。

2　表者を著しく損なう裏者の症例

表者を損なう行動の代表は，深刻な自殺企図である（Karatzias, Hyland et al., 2019）。

〔**症例１**〕20代女性

社会的養護に育ち，性的虐待を含め，さまざまな複合的なトラウマを抱える複雑性 PTSD の女性である。これまでに致死的な自殺企図を繰り返してきた。そのため，精神科への入院が何度も繰り返された。その何度目かの入院治療において，治療者にトラウマ治療を実施してほしいと依頼がなされた。治療者は TS プロトコールによる治療を開始した。

クライエントにはかつて解離性幻覚があったので，治療開始後何度目かのセッションで自我状態療法を実施したが，イメージの家の中は空っぽで，だれも居ないとのことであった。そこで治療者は，家の中の地下室を探し，地下にまで降りてもらった。地下まで下がると，そこに部屋はなく，広いぼんやりとした空間だけがあった。そこで呼びかけてもらっても，誰も出てこなかった。

何度目かのセッションを経て，TS プロトコールによるフラッシュバックの治療が１クール終わり，フラッシュバックは著しく軽減された。しかし希死念慮が継続し，その強さは変わらなかった。そこでもう一度，自我状態療法を行った。「死にたい子，出てきて」と声をかけてと指示すると，そこに幼児の女の子が現れた。その子はすごく怖い顔をしているという。表者を励まし「その子をしっかりハグして」と声をかけると，しばらく躊躇った後，ようやくハグすることができた。「これまで放っておいてごめんねと謝って」「その子を膝の中に抱いて」「一緒にパルサーの治療をするよ」と表者からその裏者に声をかけてもらい，表者にパルサーを手に持ってもらい，自分の鎖骨下部に当て，裏者のその子の胸にパルサーを当てているイメージで，２回，鎖骨下部での交互刺激（同側，交差）と深呼吸を行った。その後「その子はどうしている？」と聞くと「ニコニコしている」と表者は述べた。もう一度しっかりハグしてもらい「これからずっと一緒だよ」と声をかけてもらった。これ以後，希死念慮は軽減し，自殺未遂も生じなくなった。

症例１のまとめ：おそらく幼児期に生まれた裏者によって，深刻な自殺企図が繰り返されていた症例である。治療を開始したはじめの時点では，この裏者は姿を現さなかった。表者のフラッシュバックが軽快する状況を確認してはじめて，呼びかけに応じて姿を現したのである。ひとたび姿を現すと，表者を通して行った簡易型トラウマ処理は有効に働き,「怖い顔」をしていた死にたい裏者は笑顔に転じた。表者が成長して安全な生活を得ていく中で,最も古い深刻なトラウマ記憶を保持していたこの裏者が,心の奥深くに取り残されてしまい,深夜など,表者の理性による抑制が外れている状況において,深刻な自殺企図を繰り返してきたという状況が推察できた。

もっと深刻な,裏者が慢性的に拒食や拒飲を行い,生命の危機を招いた症例である。

〔症例２〕40代女性

身体的虐待,ネグレクト,性的虐待の既往をもつ女性で,社会的養護も経験している。思春期から激しいスイッチングがあった。青年期以後,何度も精神科への受診や入院を繰り返していた。筆者は紹介をされて治療を行った。数回にわたりトラウマ処理を繰り返したが,治療を行ってしばらくするとさまざまなハプニングが起きて中断になることを繰り返していた。

このクライエントが,寝たきりで全面介護の状態になった。１日500mlを飲むのが精一杯という拒飲,さらに極端な拒食が生じ,腎機能が悪化し,内科で点滴を繰り返すようになった。その後,内科での入院治療によって身体的な危機は脱したが,腎機能は回復せず,危機的な状況が続いているという。これまでの治療経験から拒食をしている裏者がいるのではないかと推察されたため,何度目かの継続的な受診をクライエントにうながし,そのうえでTS自我状態療法を実施した。自我状態療法の治療経過を記す。

１回目：ざわざわしたパニックなどが続いていて,嫌な夢ばかり見ると訴える。食事は食べるのが難しく,１口,２口食べるのがやっとで,しんどい気持ちだけが強いという。あらかじめクライエントの脈を測り,パルサーのスピードを調整したうえで,最初の自我状態療法を開始した。

安全な場所などどこにもないことがはっきりしていたので,最初から心臓の部分を指定し,自分の心臓の辺りに芝生の公園をイメージしてもらった。その上に小さい家をイメージしてもらい,次いでドアを開け,中に入った。

「ここはあなたの心の部屋なので安全な場所です。何か好きなものを持ち込んでいただいて結構です。お菓子とか，ビデオとか，CDプレーヤーとか」。クライエントがうなずくのを待って，「みな出てきて」と裏者を呼び集めてもらった。

すると3人が現れた。しかし，まだ他にも気配は感じるという。赤ちゃんの女の子シーちゃん，3歳の女の子オリちゃん，17歳の女の子ミミさんである。シーちゃんは表者がミルクをあげているという。「拒食の子は誰？」と尋ねると，拒食の子はシーちゃんだった。表者に「理由を尋ねて」と確認すると，表者はシーちゃんに聞き，次のように述べていると言った。「シーちゃんはご飯がないから食べられない」「食べてはいけない」と言っているという。治療者は表者に「みなで守るから，とシーちゃんに約束して」と伝え，表者は「みなで守るよ」と伝えた。さらに「みな仲良く，平和共存と伝えて」とお願いすると，表者は「平和共存に反対している人が1人いる」という。誰か尋ねると，ハナオさんという女性で50歳であるという。これまで地下に居たが，平和共存の呼びかけに地下から出てきたという。ハナオさんにこの次に話を聞くので，それまでは協力してくれないかと表者を通してお願いすると，「わかった」と答えたという。

表者に「シーちゃんを膝に抱いて，イメージの中でパルサーをシーちゃんの鎖骨下部に当てて」とお願いし，実際には表者の鎖骨下部にパルサーを当て，両側刺激を同側と交差で計2セット行った。表者にシーちゃんの様子を確認すると，シーちゃんは喜んでいるという。

そこで次いで，みなを集めて，一緒に4セットを行うことを表者にお願いし，「みな一緒にやるよ」と声をかけてもらって，4セット（腹，鎖骨下部，首，頭）による両側刺激と深呼吸を行った。そのうえで，表者を通してみなで，幼いシーちゃん・オリちゃんを守ると約束してもらった。シーちゃんがニコニコしているのを再度確認し，裏者に「次はハナオさん」と指名したうえで，別れを告げた。

2回目（2週間後）：内科に入院したが，出てきてしまったという。食事は前よりとれているが，病院の食事は食べられなかったようだ。水分はとるようにしていて，塩もとるようにしているとのことである。

自我状態療法を開始すると，シーちゃんがいて，ミミさんがオリちゃんを抱いているという。ハナオさんは，はじめ隠れていたが顔を出したというので，表者を通して，平和共存になぜ反対か，尋ねてもらった。すると，ハナオさんは「無駄だから，私を守ってくれない。今まですぐにだまされてきた」と述べた。そこで，みなでハナオさんに感謝を伝えてもらい，みなでハナオさんをハグした。その後，みなに参加してもらって，一緒にパルサーによる４セットを実施した。表者を通して尋ねると，ハナオさんは「一緒に頑張ってみる」と述べたという。

３回目（２週間後）：身体的に少し改善したことが内科から報告された。食事はなんとか口に入れるようにしているという。

裏者たちは元気に過ごしているという。自我状態療法を開始すると，さらに以前から姿を見せていた３歳のオリちゃん，赤ちゃんのシーちゃん，ハナオさん，ミミさんに加え，新しい裏者が現れた。スーちゃん８歳，そして17歳の男の子アキラである。ミミさんはオリちゃんを抱っこしながらウロウロして，オリちゃんをあやしているという。アキラはずっと部屋の中でこもっていて，死にたくなったりとか切りたくなったりとかする子とのことだった。アキラは，ララさんという20歳のお姉さんがいて，その子とよく話をしているという。またそのララさんも，ものを食べない人だという。

ハナオさんに表者としてアキラをハグしてもらった。すると，ララさんが部屋の中に現れた。そこで，ララさんも一緒にハグした。そのうえで，みなで一緒にやることをお願いし，腹，鎖骨下部，首，後頸部，頭にパルサーによる左右交互刺激を加え，それぞれ深呼吸を行った。みなの様子を聞くと，みなニコニコしているという。ララさんは，食べられるものから頑張ってみるという。でも，８歳のスーちゃんが不安そうだという。そこで，次はスーちゃんの話を聞こうと提案して，裏者たちと別れた。

４回目（３週間後）：食べられるかなという時をつかまえて，食事をなんとかとるようにしているというが，腎機能はまだ２～３割の状態という。

自我状態療法を行うと，ララさんから食べたいというのと食べるのが怖いというのと両方があるという訴えがあった。シーちゃんも不安という。表者に理由を聞いてもらうと，シーちゃんは「なんで生まれたのかなあ，ちゃんと生きていけるのかとかいつも不安」とのことで，さらに「またいたずらをされないだろうか」とか「明日ご飯もらえるだろうか」とかも不安とのことだった。さらに，午前３時に起きてしまう子がいるとのことで，ミミさんに寝かしつけをお願いした。そのうえで，みな一緒に４セットを実施した。

５回目（３週間後）：食事は今少なめになっている。表者がご飯を食べるのが怖いというのがあって，食べた後，吐き気と動悸がするという。

自我状態療法を行い，ご飯を食べた後の不安を尋ねると，ハナオさんが「小さい頃から，身体が大きいとか，大きいのに勉強ができないとか，ご飯を食べなければ，いたずらをされない・怖い目に遭わないとか，女として産まれてきたことが汚くて嫌だとか，ともかくたくさんあって」と訴えた。でも，ララさんが食べるようにしているので，ハナオさんもできるだけ食べているという。みなで助け合って，守り合っていくことを確認した。そのうえで，みな一緒に４セットを行った。

こうして比較的元気な時が多くなった。時に食べるのを嫌がることがあるが，飲むのは大丈夫で，表者・裏者ともにコミュニケーションをとりながら，お互いに助け合っているという。こうして生命的な危機は脱したので，自我状態療法を終了した。その後も診療のたびに裏者たちの様子を表者に確認しているが，「みな元気にしている」と報告されている。

症例２のまとめ：最重度の DID の症例である。長期のトラウマ歴のため，数多くの裏者が生まれている。その相互作用も複雑で，互いの関係がどうなっているのかもわかりにくい。このクライエントはすでに成人で家庭をもっているが，これまでにも突発的な盗みが生じ，しかも表者は覚えていないということが生じることがあった。

驚くのは，希死念慮を抱く裏者が単数ではないこと，また，その理由もさまざまであることである。このクライエントの治療が何度か進むたびに中断するのは，それだけ他者への抜き差しがたい不信をもつ（おそらく複数の）

裏者の影響がまだ強いからなのだろう。それでも今回の，命に関わる状況の中ではじめて，裏者の多くが治療に協力することを肯定した。いくつかの裏者が抱えていた「生きていきたくない」気持ちは深刻な強さであったが，やはり「死にたくない」気持ちもそれぞれ強くもっていたのだろう。自我状態療法は相互のコミュニケーションを強め，裏者たちの役割を平和共存の中で振り分ける働きをしたと考えられる。

〔**症例３**〕40代男性

幼児期からさまざまな虐待を受けて育ち，青年期に性的な被害に遭った。「死ね」という激しい幻聴のため，統合失調症として長年治療を受けたが，軽快せず，実際に自殺企図が何度も生じた。複雑性 PTSD の可能性があるということで，治療者が治療を依頼され，TS プロトコールによる治療を開始した。激しい幻聴の背後に，裏者が存在するのではないかと治療者は考え，自我状態療法を実施した。

自我状態療法でイメージをした家の中に最初に登場したのは，人ではなく，動物であった。サル，ウサギ，そしてヘビである。サルは使い走りのような働きをしており，ウサギはクライエントを支える役割，ヘビはあちらこちらに逃げ込んで，敵なのか味方なのかわからないという。治療の初期にクマも登場したが，しばらくして見えなくなった。

ヘビとともに家の地下室に行くと，そこにいたのは死に神であった。死に神が「死ね，殺す」という激しい幻聴の主であることが明らかになった。地下で死に神は鎖につながれていて眠っていた。彼が夜になると起き出してくることも明らかになった。

サルの働きもあって，表者は，死に神が目を覚ました時に，コミュニケーションを少しずつとることができるようになった。すると，死に神からの「死ね」などの威嚇的な幻聴は，徐々に減ってきた。しばらくすると，死に神が昼間に起きて，地下室を掃除していたりするようになった。

すると，地下室に別の人間が現れた。４人組の男性３人と女性１人であった。このいずれもがクライエントへの加害者で，死に神がこの４人組を抑えていたことも明らかになった。死に神はクライエントを助ける役割を果たしていたのである。日常生活では威嚇的な幻聴はなくなり，逆に，寝ている最中にクライエントが大声で怒鳴り声をあげ，そのために目が覚めることが増えた。

治療者はクライエントを励まして，死に神の手助けを借りて４人組と戦うことを勧めた。すると，クライエントは少なくとも４人組の１人を倒すことができた。地下室の中に，死に神の隣に小さな男の子が現れるようになった。この小さな男の子は眠っていることもあって，クライエントとの間の和解や協力はなかなか進まなかった。しかし，迫害的な３人組は現れなくなった。そのために死に神も自分の箱の中に入っていて眠っていることが多くなった。クライエントは大量に服用していた向精神薬の量を減らすことができて，生活状況は著しく向上した。

症例３のまとめ：子ども虐待に基づくさまざまなトラウマだけでなく，難治性であることで知られる男性の性被害の症例である。動物の裏者とは何だろう。おそらく，クライエントは迫害する他者との関わりを避ける中で，一切の他者に対する激しい蔑視をもっていて，そのような他者から取り込んだ裏者がサル，ウサギ，ヘビなどの動物なのだろう。使い走りのサルの働き（これはきっと治療者を取り込んでいるのだろう）で，守り手である死に神とのコミュニケーションがとれるようになった。そのことで，迫害的な幻聴の主であった死に神は，表者を守り励ます裏者としての性格を明確にし，真の迫害者である別の裏者群が現れた。これまで避けまくっていた迫害者との対決を表者は果たし，全員ではないが迫害者の一部を排除することができた。そこで現れたのは，表者の幼い子どもの裏者である。性的被害を含む，トラウマへの全面的な対峙は，表者にとっていまだ困難であったが，幻聴によって脅かされることはなくなり，むしろ自分の怒りの声で目が覚めるという状況になった。クライエントはこれからおそらく社会的な関わりを模索する段階に入っていくのだろう。これからも長い治療が必要である。

3　表者を傷つける裏者に和解をうながす

TS 自我状態療法は，裏者と表者，裏者同士のコミュニケーションが可能になることに治療の目標を置き，人格の統合を目指さない。そのため治療を行う状況として，深催眠を避け，なるべく普通の意識状態で行うようにしている。しかし，症例に示したように，「死にたい」裏者が存在する場合には，しばしば「地下室」まで会いに出向かなくてはならなくなることが少なくない。

希死念慮を抱える裏者たちは，生きていたくない十分な理由を抱えている。自分たちを害し，搾取し続けてきた他者への不信は深く，動かしがたい。それでもなお，この裏者たちに人への信頼と，生き続けることを説得しなくてはならない。フランクルは『夜と霧』の中で，人に大変傷つけられてきた人であっても，その人が他者を傷つける権利はない，そのことを傷ついた人々に理解してもらうのは大変なことだ，と語っている（Frankl, 1947）。複雑なのは，傷つける対象が完全な他者ではなく，半分自己であることなのだが。おそらくその最初の一歩が，裏者と表者との和解になるのだと思う。先に述べてきたように，表者は裏者に抱えがたい記憶を担ってもらうことで，生き延びてきたのだから。

症例 1 は最もよく遭遇するパターンなのではないだろうか。症例 1 の場合，ある年齢から後の時代は，おそらくそれなりに守られてきたのではないかと推察される。逆にそのことがまた，最も深刻なトラウマを保持する裏者が，普段はそれこそ心の深いところに隠れることになったのではないかと考えられる。この裏者はかつて幻覚という形で，表者とのコミュニケーションを図っていたが，そのうちに，この幻覚も認められなくなった。表者の意識が下がって抑制が外れた時にだけ表に現れる形になっていた。フラッシュバックの治療が一段落した後に現れたのはなぜだろう。やはりトラウマに起因するフラッシュバックの治療ができるという事実を裏者にも示さない限り，裏者も治療を受けてみようという気持ちにはならないのだと思う。現れた裏者は大変に怖い顔をしていた。つまり表者に対して，怒っていた。しかし，表者から和解の提案をされ，一緒にトラウマ処理を受けると，拒絶は一挙に崩れ，表者とのコミュニケーションが可能となり，これによって自傷的な自殺企図は終息したのである。

症例２は，症例１をもっともっと複雑にした構造になっている。つまり何度も度重なる深刻なトラウマに出会ってきていて，さまざまな「死にたい」体験を重ねてきたことがうかがえる。裏者へのトラウマ処理も何度も重ねて繰り返し行う必要があり，自我状態療法を重ねる中でいくつかの階層に隠れていた裏者が姿を現す状況になった。それでも重ねて和解を模索する中で，徐々に裏者と表者とのコミュニケーションが深まり，裏者たちがそれぞれの役割を担うようになって，命の危機は脱することができた。

症例３は症例１や２とは著しく異なる構造になっている。裏者は最初，表者に仕える動物のみが現れた。このような裏者の存在が，表者の他の人々への蔑視から作られた可能性についてすでに述べた。そして激しい幻聴の主は，地下に居た「死に神」であった。当初この裏者は表者を脅かす脅威の主であったが，少しずつコミュニケーションが可能になってみると，治療者の予測通り，守り手であっただけでなく，意識下の世界を整理整頓してくれる（地下室を掃除する）存在であることが明らかになり，本当の敵となるべき４人組が登場した。表者は死に神の協力を得て，その生涯においておそらくはじめて，迫害者との対決をイメージの中で行うことができた。そしてはじめて，最初のトラウマ記憶を保持する裏者である，幼い男の子が姿を現した。症例３は治療を通して，「死ね」という迫害的な幻聴によって眠れないという最初の状況から，怒って怒鳴っている自分の声で目覚めるという状況になった。現実の世界での迫害者と対決し，幼い子どもの裏者を守る準備をしているものと推察される。

この３症例とも，鍵となるのは「死にたい」裏者との和解である。またこの裏者たちが，非常に孤独な状況に置かれていることに注目してほしい。表者であっても裏者であっても，誰も助けてくれない孤独の中につらい記憶とともに立ちすくんでいる状況では，自らの存在の否定しかないのだろう。治療者の治療を介して，裏者との和解を進め，裏者たちが役割を担い，表者とともに歩むようになってはじめて，裏者が表者を脅かす行為が消えていく。

4　DID アルゴリズムの修正

以前に作成した TS プロトコールのアルゴリズム（杉山，2019）では，DID 症例においては，自我状態療法を真っ先に行う必要があることを記している。しかし今回，希死念慮が強い症例の検討を行ってみると，DID の治療に入る前に，裏者たちに，そして表者にも，トラウマの治療が可能であることを示した後でなければ，彼らが治療に応じてくれそうもない状況が浮かび上がってくる。

アルゴリズムとしては，TS プロトコールによる簡易型トラウマ処理を 1 クール実施し，その成果が現れたところで，自我状態療法を実施し，表者と裏者たちとのコミュニケーションを図るという順序が正しいと考えられる。

自我状態療法で展開する表者と裏者は，治療者を驚かせるハプニングに満ちている。治療者はその場その場で，的確な判断をしなくてはならない。基本となるものは，クライエントへの深い敬意と共感に他ならない。このために自我状態療法は，治療者の精神療法家としての力量が最も試される場になると感じることが多い。

（杉山登志郎）

第4章

TSプロトコールを受けて
——当事者からのメッセージ

1　独身時代

私は，医療系専門職の両親，父方祖父（日本の伝統文化師範），妹，弟の6人家族の中で育った。歌好きで，朝日が昇るとともにマイク片手に歌ったり，選挙カーが走ると道路に飛び出し，ウグイス嬢の真似をしたり，天真爛漫な女の子だった。

5歳の時，妹が重度の先天病の手術のため，母と入院した。その間，私は祖父と伯母の家に居候した。週末は，父が迎えにきてお見舞いに行った。病院を出る時は，母のほうを何度も振り返り「また来るね」と泣きながら言っていた。その後は，記憶にほとんどないが，気がつくと伯母の家にいた。伯母も祖父と同じ伝統文化師範だったので，私に静かに振る舞うことを求めた。夜中になると足のしびれで目が覚め，お漏らしをしていた。

妹は，術中の酸素不足により，重度知的障害と運動麻痺の後遺症が残った。妹の遊びは，新聞紙や雑誌を破ることだった。破るものがなくなると奇声をあげた。そのたびに，母は「うるさい！」と怒鳴り，暴力を振るうようになった。私は，散在した新聞紙や雑誌を片づけさせられた。父は，仕事と浮気でほとんど家にいなかった。母は，妹だけでなく祖父にも暴言を吐いた。祖父は，何も言わなかった。父親が帰宅した時，母は優しくなった。私は，父が家を出る時に「行かないで」と足にしがみついていた記憶がある。小学生になり，近所の友達と遊んで帰宅すると，「おまえばっかり遊びやがって」と母親から叱られるようになった。友達と遊ぶことをあきらめた。

８歳の時に弟が生まれた。母は弟を溺愛した。長期休みになると，母が仕事に行っている間，私は妹と弟のお世話をして過ごした。便汚染したおむつを便器の中で洗うのが苦痛だった。

それから私は，動物全般が怖く苦手だった。父親は，そんな私を鍛え直すといって，金魚・インコを飼い，繁殖をはじめた。ウサギや犬も飼った。私は，お世話が嫌でこっそり動物を逃がすか，餌をあげないようにした。父は“鍛錬”と称し，朝夕の水かぶりと登校前のジョギングを強要した。私は時々，屋根の上に立ち，死にたいと思うようになった。親に話しても，相手にされなかった。

私が15歳の時，父は人工透析を受けることになった。同時期に，妹の将来を思い，自宅から２時間半離れた山奥に施設を造った。父はそこと往復しながら透析を受けた。私は時々施設についていった。施設から帰宅する時は，たいてい透析時間に遅れそうになり，父は人が変わったように暴走した。怖かった。父は「親代わり療法」と称して入所者を叩いて矯正をしていた。私は，扉越しに父の暴言と入所者が扉に打ちつけられる音を何度も聞いた。

17歳の時，父がくも膜下出血で他界した。不謹慎といわれるが，父が亡くなった日は安堵感に包まれたのを覚えている。母は夜勤をはじめ，妹は施設に入所，祖父は伯母の家に行くことになった。６人家族から３人家族になった。家が静かで広くなったように感じた。妹の世話から解放されたと思ったのもつかの間，母のお世話がはじまった。母親が仕事から帰宅するまでに洗濯や夕食の準備を終えていないと，母親は不機嫌だった。母は，毎晩キッチンで焼酎を飲んだ。飲むと，さらに怖くなった。それが怖くて，私は部活をやめ，早く帰宅するようになった。妹は施設内虐待を受けていたことがわかった。妹が帰省すると，傷だらけになった身体を洗うのがつらかった。母親の妹に対する暴言暴力は変わらなかった。私は，弟に自分と同じ思いをさせたくないと思い，弟を守った。近所では，坂本龍馬のお姉さんと呼ばれた。

大学生になり，ゼミでY-G性格検査を受けると，攻撃性だけが満点でショックを受けた。大学では，メンタルフレンド活動をしていた。スーパービジョンを受け，自分が複雑な家庭環境で育ってきたことに気づかされた。先生から『凍りついた瞳』（集英社）を紹介され読んだが，なぜ渡されたのか理解できなかった。

2　結婚・出産・育児

20代後半に結婚した。仕事で夫の帰宅が深夜になると落ち着かなかった。帰宅すると，夫にたわいもない難癖をつけて怒っていた。耐えられなくなった夫が，私を叩くこともあった。どういうわけか私は，夫が怒るのを望んでいた。

その後，長男を出産した。育休中は，自宅と実家の家事でへとへとだった。長男をかわいいと思えない自分を責めた。母に早く仕事をしろと急かされ，職場復帰するものの，慢性的な眠気とだるさがあった。それから解放されたくて，育休をとれば休めるとの安易な考えから，次男を妊娠した。次男を出産するも，不眠に加え自宅と実家の家事手伝いがはじまりイライラが続いた。洗濯・掃除を完璧にしないと母に叱られるという恐怖から，へとへとになっても洗濯・掃除を続けた。

泣き叫ぶ次男を投げ捨てるようになり，精神科を受診した。強迫神経症と診断された。抗不安薬が処方され，月１～２回，30分間の精神療法を受けることになった。治療が開始されても，掃除や調理をしていると，怒りに支配され，物を投げたり蹴ったりしていた。夫が怒って，私を叩いて終わるというパターンだった。夫が耐えられなくて車で出ていくのを，ボンネットに乗って止めたりもした。この時は自分でも止められなかった。精神療法を導入する時に主治医は「僕は人の話を聴く力が弱くなってしまったけど，あなたは変われる気がするからやってみよう」と言ってくれた。主治医の期待を裏切ってしまうエピソードを手土産に受診するのが申し訳ないと思う日々だった。

復職してからは，帰宅すると自分を奮い立たせるためにアルコールを一気飲みするようになった。日本酒が物足りなくなると，焼酎やウォッカをロックで一気飲みした。酔った勢いで，家事と育児をした。飲み会に行くと泥酔し，夫に迎えにきてもらうことがたびたびあった。ある時，夫が運転する助手席から地面に顔を突っ込んだ（無性に飛び出したくなった）ことを機に，主治医から禁酒を命じられた。主治医は，私に対して受容的に対応してくれていたが，お酒に関しては，はっきりと「ダメ」と言った。いつも優しい人からはっきりと禁止されたので，ただごとではないと思い，お酒はやめた。

夕方になると，「早く家に帰らなきゃ」と焦燥感に駆られた。業務終了後の勉強会に参加できなくなり，居心地が悪くなった職場もあった。抗不安薬，抗うつ薬などを飲むと，頭がぽわっとして気分はよくなったが，何かの拍子に怒り出すのは止められなかった。自宅にいる間は，片づけ・掃除をしないと落ち着かなかった。取り組みはじめると「私は奴隷か！」と怒鳴り散らし，夫や子どもを困らせていた。

30代後半，職場の医師から注意欠如・多動症（ADHD）ではないかと言われ，アトモキセチン（ストラテラ）を飲みはじめた。その医師から夜驚症も指摘され，眠剤の調整がはじまった。アトモキセチンを飲みはじめると，しんしんと雪が降ってきたかのように頭の中が静かになっていくのが心地よかった。悪夢や自分の叫び声で起きることも減った。ADHD の対処法で不注意は緩和した。しかし，怒りのコントロールだけはできなかった。それにより，家庭や職場での人間関係のトラブルが絶えなかった。親しくしていた精神科医師から，対等な対人関係が作れないことを指摘されたこともあった。そう，いつだって服従関係になってしまった。わかっていても，どうにもできなかった。

走っている車を見ると，刹那的な気分になり，飛び込みたくなる衝動にも駆られた。交通事故に至ったこともある。私は，何らかの障がいをもつ人に対し，障がいがあってもその人らしく生活できるよう支援する立場にありながらも，自分の命を粗末に扱ってしまうのが嫌でたまらなかった。

3　TS プロトコールとの出会い

40代半ば，夫と喧嘩をした夜，夢に父親が出てきて何かを言って去っていった。去っていく父親を必死で追いかけ，父親が振り返ると夫の顔になっていた。目が覚めると恐怖で汗だくだった。肩と首が締めつけられるような感覚が強くなり，息苦しくなった。同僚の心理士にトラウマの簡易型処理と聞いたので，TS プロトコールをやってほしいと頼んだ。施行を受けたその日，頭の中でカパーッと何かが開いたような感覚に襲われた。

私は，父親にしたいことを夫にやっていたことに気づいた。私の父は，週末に帰宅するかしないかの存在の人だった。父が帰宅している間だけ，母親は優しくなった。幸せな瞬間だった。父が家から出ていくと，母は再び怖くなった。私は，玄関口でよく父に抱きつき，「行かないで」と言っていた。夫に殴られるまで挑発したり，夫が怒って車で出ていく時にボンネットに飛び乗って必死で追いかけたりしていたのは，夫を父親と混同していたことに気づいた。

同僚は杉山先生の治療を受けることを勧め，紹介を受けて治療開始となった。この時の服薬状況は，アトモキセチン120mg，ブロチゾラム（レンドルミン）0.25mg，クロルプロマジン（コントミン）５mg，クロナゼパム（リボトリール）0.5mgだった。

4　TS 処理と TS 自我状態療法

１回目

パルサーによる簡易型処理と手動処理をした。パルサー４セット終了後，違和感が残って実施した手動処理の頭の時に，先生に自分で頭をなでながら心の中で言うように言われた「私はよいお母さん，私はよい奥さん，私はよい仕事をしている」を言うと，自然に涙が出てきた。自分で自分を慰め，自分で自分を抱きしめているようだった。納得でき，満たされ，心地よく不思議な感じだった。泣きながら診察室を後にした。私の場合，悪夢を見ることはなかった。私は，いつも何かに追われて緊張していることに気づいた。自分の意見を問われても，自分の言葉では言えないことがよくあった。誰かの言葉を借りていた。それは，私の中に私がいなかったからと感じた。手動処理は，ほぼ毎日した。足元から息を吸い，背中から抜けるように一気に吐く独特な呼吸法が気持ちよかった。

2回目

数ヵ月前から，首と肩が固くなったように感じていた。マッサージの施術を受ける，ストレッチ，鎮痛剤・筋弛緩剤を服用しても変わらなかった。首と肩が重いことを先生に相談した。先生は置針をしてくれた。置針は，凝りを和らげてくれた。１回目の治療後，夫の言動を機に足に青あざができるほど家具を蹴ってしまったことを話した。怒っている時は，ダメなこととわかっていても止められなかった。すると，先生は「次回から自我状態療法をはじめましょう」と言われた。私がなぜ自我状態療法を受けるのか，疑問だった。

3回目

自我状態療法がはじまった。目を閉じてイメージをすると，右側顔面が引きつってきた。自分の身体の強い部分はわからず，心臓の部分に緑の丘の小屋をイメージした。先生から「みな出てきて」と言われると，オオカミの顔をしたおばあさん，ロングコートを着たクールに気取った男性，くるくる回って動き続けている小さな女の子が出てきた。名前をつけるように言われ，私はおばあさんに母の名前，男の人に父の名前をつけた。先生から「その人たちは，みなあなたですよ」と言われ，困惑した。「男性はあなたを守ってくれた人」と聞くと，気持ちが悪くなった。

５日後，電車に揺られてぼーっとしていると，パッと脳裏に人が出てきた。治療時に出てきた人たちだった。１人目は，長髪で薄茶色のロングコートを着た40代の男性「影」。影は，正義感が強く，気性が荒かった。２人目は，小柄な５歳の女の子「ハイジ」。ハイジは，自由奔放でケタケタと笑ってくるくる回り続けていた。３人目は，60代の女性「ロッテンハイム」。彼女は，暖炉にかけた大きなスープ鍋を勢いよくかき混ぜ，「はーっ！　忙しい。はーっ！　なんで私ばっかり!!」と小言を言っていた。４人目は，紺色のドレスを着た40代の女性「マリア」。彼女は，優しく微笑み毅然としていた。５人目は，顔は初老の男性だが身体は６ヵ月の乳児だった。ふてくされておしゃぶりをくわえ，すねていたので「イジケー」と名前をつけた。

４回目

先生に５人を紹介した。先生は，イジケーは影でしょうと言われた。すると，影がコートを脱いだ。影はイジケーになってしまった。その後，イジケーは消えた。先生の声かけでハイジをぎゅっと抱きしめ，「今までさみしい思いをさせてごめんね。一人にしてごめんね。これからは仲良くしようね」と伝えた。「これから～」のフレーズが私の左半身に融合していく感覚に陥った。ハイジは「うん」と言うと，くるくる回らなくなった。外に出て，お花摘みをしはじめた。

３日後，夜洗濯物を干していると怒りが込み上げてきた。また，いつものがくるのかとドキドキした時にロッテンハイムが出てきた。洗濯や掃除をしている時に怒っていたのは彼女だったことに気づかされた。するとハイジが出てきて，「あなたのおかげで今があるの。これからもよろしくね」とロッテンハイムに言ったのだ。ロッテンハイムは「私でよかったの？　報われた。私にも未来があるのね」と言った。すると，プシャーッと怒りが消えたのだ。不思議だった。これまで，クロルプロマジンを頓服する，アンガーコントロール，呼吸法といろいろ試したが，どれも怒りはじめると暴走して止められなかった。それがなくなったのだ。怒りをコントロールできたのははじめてだった。

先生にこのことを伝えると，私が苦手とする家事は「ロッテンハイムが引き受けてくれていたんですね」と言われた。ロッテンハイムは，母が私の中にいるのかと思っていた。それから，「ハイジは，虐待を受けはじめた頃にできた人格ですよ」とも言われた。伯母の家に居候し，悲しい思いをした場面が出てきた。この時の年齢とハイジが同じ年齢だったのだ。ここに出てくる人たちは，父でも母でもなく私なんだと観念した瞬間だった。でも，まだまだ半信半疑だった。

5回目

影にお礼を言ってTS処理を受けた。影は何も言わなかった。足を組んで椅子に座り，窓越しに頬杖をついて外を眺めていた。先生は，パーツたちに「仲良くしよう」と働きかけるよう言われた。私の場合，誰も怒らないし喧嘩もしないので，自我状態療法はここで終了となった。アトモキセチンを減量しはじめたせいか，頭の中が騒がしくなってきた。実生活では，怒る回数が減ってきた。喉のつまりが上がってきた。喉の奥から塊が出てくる感じがした時，「お母さんが，怖い」と口が勝手に動いた。こんな簡単なことが言えなかったのかと思った。これ以後，喉のつまりはなくなった。

6回目

私は，影に話しかけても動かないことを先生に伝えた。先生は，影が動かないのは怒っているからと言われた。影が喜ぶスリル感のある遊び（ジェットコースターやバンジージャンプ等）をしてくるよう宿題をいただいた。

家事が苦手なのは，幼少期に母からの叱責で作られた人格が影響していると先生に言われ，しっくりときた。先生は「みな（パーツたち）と平和共存。折り合いをつけること」と言われた。心の中で彼らに「平和共存しよう」と話しかけながらTS処理を受けた。

数日後，バンジージャンプとスカイブランコをした。すると不思議なことに，影がアロハシャツを着て笑いながらドライブをしていた。実生活にも変化があった。車を運転していても怒りが出てこなくなったのである。

パーツにお願いするようにした。洗濯物を干す時はマリアに助けてもらうようにすると，ロッテンハイムはロッキングチェアーに座って編み物をはじめた。怒らずに洗濯干しができるようになった。

７回目

小さい子どもが母親に抱きついたり，母親の膝に座ったりする姿を見ると気持ちが悪くなった。先生は「その時はハイジちゃんに部屋に隠れてもらいましょう」と言われた。不快感が生じる場面では，苦手とするパーツを守るようにすると乗り越えられるようになってきた。まだまだパーツを操作するタイミングを損ねるとイライラや気持ちの悪さが出てきてしまうが，暴言・暴力までにはならない。夫を怒らせることも激減した。夫から暴力を振るわれることはなくなった。怒りにエネルギーがとられないぶん，生活が楽になった。

何か新しいことをやりたいと思うようになり，庭で燻製を作った。燻製は，２時間ほどかけてコップ１杯の酎ハイをチビチビと飲みながら食べた。以前の私には考えられないような酒の飲み方ができた。走っている車を見ても，飛び込みたいと思わなくなった。出会い頭で人に遭遇すると過剰に驚いていたが，それも消えた。感覚の受け取り方に変化が出てきた。

自己採点ではあるが，治療を受ける前に実施した日本版青年・成人感覚プロファイル（Adolescent/Adult Sensory Profile：AASP）は，どの項目も非常に高いと示され，解釈に悩んだ。治療介入後に実施したところ，全項目が平均になっていた。50％以上該当した項目について具体的な状況を振り返ると，どのパーツが反応しているのかが見えてきた。それぞれのパーツの感覚特性が把握できるので，苦手な状況を洗い出すことができた。もしかしたらAASPは，パーツの特性を治療者と共有し，対応方法の助言を得られるツールになるのでは？　と感じている。夕方になると出てきていた，焦燥感やさみしさが出てこなくなった。不思議なもので，動物を見ても以前のような恐怖は感じない。懸念していた頭の中のざわつきも再燃していない。

いつの回か忘れてしまったが，先生の前で，ロッテンハイムが何を言っているか，先生に伝える場面があった。ロッテンハイムの口調をまねると，家事をして怒っている時の私だった。家族以外の前で怒っている私が出てしまったこと，しかもイライラもしていないのに怒り口調になっていたことにショックを受けた。人格のスイッチはこのことかと実感した。

TS 処方

TS 処理１回目の時に，２ヵ月かけて，薬を十全大補湯５ｇ，小建中湯５ｇ，炭酸リチウム（リーマス）100mg0.02錠，アリピプラゾール（エビリファイ）３mg0.1錠，ラメルテオン（ロレゼム）８mg0.1錠へ，段階的に変更することになった。かつてアリピプラゾール４mgを服用し，副作用でアカシジアになったため，この処方内容に抵抗を示した。その時は，足がもぞもぞして立っていられず，漠然とした恐怖が迫ってきて冷静な判断ができなくなった。食欲も減り，体重が７kg減った。日常生活を維持するのがしんどかった。その経験を先生に話すと「この量（極少量）を見てごらんなさい」と言われ，踏みとどまった。アトモキセチンを減薬することで再び頭の中がざわつき，不注意が露呈するのではと躊躇したが，TS 処理による不思議な体験が後押しし，挑戦してみることにした。

はじめてこの内容の処方箋を薬局に出した時は，調剤室がざわついた。薬剤師が慌てて「本当にこの量でよいのか？　間違いではないか？」と聞いてきた。服薬指導時は，薬剤師が説明に戸惑っていたので『発達性トラウマ障害と複雑性 PTSD』（誠信書房）に書かれた少量処方の章を読んでもらった。読み終えると，腑に落ちない表情で「そうなんですね」と言われた。それ以降，調剤に時間がかかると薬剤師から言われるようになった（なかば嫌みにも聞こえる）が，私は苦にならない。なぜなら，この処方内容で眠気が訪れるから。ただ，翌朝５時に起きて家族４人分のお弁当を作って出勤できるか？　とか，仕事の段取りを考えると，目が爛々として布団の中で１，２時間経ってしまうこともある。そんな時は，ブロチゾラム0.125mg半錠を飲むと眠れる。

TS 処方に完全移行して６ヵ月後のある日，仕事を終えて夕食のおかずを１，２品作れるようになっていたことに気がついた。これまでは，作り置きを温めるのが精一杯で，食後の片づけをする頃は決まってイライラしていた。

他にも変化がみられた。私は１時間電車に乗り，会社の送迎バスに10分間ほど乗って通勤している。電車内では，眠気とだるさで吊革につかまりながら寝て，バスに乗ると意識が朦朧とすることが続いていた。それが，頭がすっきりしたまま電車とバスに乗れるようになったのだ。このことを薬剤師に伝えると「頑張りすぎはダメだよ。気分が上がってきているだけ」と言われ，残念な気持ちになった。双極性障害にみられる気分変動というよりは，風邪が治って元気になる感覚に近いと感じたからだ。漢方の効果により体力がついてきたと思えてならない。そして，これまでは疲れていたからスイッチングしやすかったのだと体感的に理解できた。

TS 処方は，薬剤師の理解と協力が必要と感じている。

この記録をまとめている間，母に捨てられる夢を見た。目が覚めると汗だくだった。パーツに会いにいくと，茂みの中でハイジがしくしくと泣いていた。マリアが家の中に連れていき「ここにいればいい」とハイジを抱きしめた。手動処理をして，仕事に行った。夢のことは引きずらず，現実に集中できた。

TS プロトコールは，私の中に私を連れ戻してくれた。この治療法を何かにたとえるなら，パッチワークに似ている。パッチワークは，それぞれの布柄を活かし，継ぎ接ぎして一つの作品になる。TS プロトコールは縫い方を教えてくれた。治療を終えた私は，パーツたちと対話をしてぽつぽつと自分で縫い合わせている。

先日も，読書をしていたら子どもが駅まで迎えにきてほしいと連絡してきた。車を運転していると，胸元がカーっと熱くなり，ムカムカしてきた。「このままじゃまた怒っちゃう。誰か運転を手伝って」とパーツに呼びかけてみた。私は影が助けてくれると期待したが，影は止まっていた。マリアなら助けてくれるだろうと呼びかけてみたら，怒っていたのだ。勤勉で毅然とした彼女は怒らないと思っていたので驚いた。彼女は，読書を邪魔されたので怒っていたのだ。猫（ロシアンブルー）を抱っこしたロッテンハイムが「私が行きますよ。ゆっくり行きましょ」と出てきた。胸元のほてりはなくなっていた。こうして，暴走することなく子どものお迎えは乗りきることができた。このように，自身で対処することができつつある。TS プロトコールは，レジリエンスを引き出してくれたと感謝している。

5　治療者の先生へ

私を取り戻す方法に出会えたことに心より感謝しています。約40年という長い戦いに一区切りついたようです。まだ，虐待を受けてきたという実感はないですが，これを虐待と呼ぶのであれば，虐待による後遺症をこれほどにも長く引きずり，自分や周りを傷つけてしまうものかと思うと恐ろしいです。解離している間は本人の記憶が飛ぶと思われ，私のように記憶がある解離？（勝手に身体が動く？　止められない怒り）に気づかれないこともあるようです。隠れトラウマと書いた所以です。

この手記を治療者の方々に読んでいただき，隠れトラウマに苦しむ方がTS プロトコールによって回復されることを心より願います。

（隠れトラウマ）

第2部

発達障害へのTSプロトコール

第5章

TSプロトコールの応用
——小トラウマ症例への治療

はじめに

TSプロトコール（杉山，2021）は複雑性PTSDの治療をターゲットとして作成された簡易型トラウマ処理技法である。しかしながら，その簡便性によって，臨床の広い領域に有効性を示す。一例として不登校（社交不安症）を取り上げてみよう。不登校は多彩な要因をもつが，学習の能力と就学状況とのミスマッチといった例を除外してみると，クライエント側の要因としては，さまざまなレベルの過敏性，基盤としては不安になりやすい状況や育ち，引き金状況としてはクライエントの側の主観的なレベルの対人的齟齬（対友人，対教師ともに）が認められる。登校に際し，過去の体験がフラッシュバックを引き起こし，登校への拒否を作るのである。登校をめぐる保護者や学校との対立が起きれば，それらがさらに不快体験として貯蔵される。ここに簡易型トラウマ処理を加えることで，さまざまな葛藤の整理が速やかに可能となる。ただ近年，不登校をめぐって，これだけではない要素があるのだが，それについては最後に言及したい。

また発達障害において，最重症の状況といえば，いわゆる強度行動障害である。そこでは他者の存在そのものが悪性の刺激になっていて，不快体験の強烈な積み重ねが繰り返される。重度の発達障害に対しては言語的な精神療法は非常に困難であるが，TSプロトコールはもともと自閉スペクトラム症（ASD）のタイムスリップ現象（杉山，1994）の治療から発展した技法なので，言葉のない重度の症例にも実施が可能である。ASD 児者は，育ちの過程でさまざまなトラウマ的な体験を積み重ねることが多く，重症の症例においても，簡易型トラウマ処理を続けることによって日常的な適応が著しく好転するのが体験される。TS プロトコールのような臨床の現場で簡便に用いることができる簡易型トラウマ処理は，臨床の道具として有用であり，精神療法の地平を広げる可能性をもつものである。

筆者が TS プロトコールによって治療を実践した，深刻なトラウマではないが，広義のトラウマが認められる症例（本章では小トラウマ症例と呼ぶことにする）の治療経過を紹介し，TS プロトコールの広い臨床的応用について考察を行う。対象は筆者の外来を2020～2021年度に初診し，臨床的に何らかのフラッシュバックが絡むと判断され，筆者によって TS プロトコールを用いた治療を受けた症例12名である。その臨床的特徴と治療経過を表４にまとめた。

症例は６～14歳，男児３名，女児９名である。主訴は激しい癇癪が７名，不登校３名，登校渋り３名，著しい不安が１名で，学校・家庭で著しい不適応が認められた。全症例に子ども虐待の既往は認められず，親の側に重大なトラウマもみられなかった。一方，全員に何らかの発達障害が認められ（ASD ６名，ASD/ADHD ４名，知的発達症１名，境界知能２名），親の不調，いじめ，不適切就学など，いずれの症例も，いわば小トラウマの存在が認められた。ほぼ全員に TS 処方を行った（２名のみ漢方薬のみ，また ADHD の診断のうち２名はグアンファシンも処方）。TS 処方は，炭酸リチウム１～２㎎，アリピプラゾール0.3㎎など極少量の向精神薬と，フラッシュバックの治療のための漢方薬の組み合わせである（杉山他，2022）。本人と家族に，保険適応外使用で大変に少ない量の西洋薬と漢方薬の組み合わせの処方と説明し，服用の同意を得たうえで処方している。そのうえで全員に，TS 処理（パルサーを用いた簡易型トラウマ処理）を外来にて実施した。その結果，全症例とも，おおむね10回前後（５～15回）の外来での治療の実施によって，１年以内（４～12ヵ月）の治療期間で完全寛解を得た。

いくつかの症例を拾って紹介し，このような小トラウマ症例への適応につ

表4　小トラウマ症例の一覧

症例	性別	年齢	主訴	診断	発達障害	フラッシュバックの内容	服薬	トラウマ処理回数	転帰
1	F	6	落ち着かない	ASD/ADHD	ASD/ADHD	父親の死去（3歳）とその後の母親の不調	TS処方（甘麦大爽湯，クロミプラミン，リスペリドン）	8回	1年で治療終結
2	F	7	学習の遅れ，癇癪	癇癪，ASD	ASD，境界知能	学校での不適応	TS処方（甘麦大爽湯，リチウム，アリピプラゾール）	11回	8ヵ月で寛解
3	F	7	登校渋り，癇癪	ASD	ASD	予定外の出来事でパニック	TS処方（小健中湯，リチウム，リスペリドン）	14回	1年で治療終結
4	F	7	癇癪，他害	ASD/ADHD	ASD/ADHD	学校での不適応	TS処方（柴胡桂枝湯，リスペリドン），グアンファシン	14回	10ヵ月で寛解
5	M	7	癇癪，他害	ASD	ASD	9ヵ月以後祖父母養育，それまで不安定な生活	甘麦大爽湯	7回	9ヵ月で寛解
6	M	7	癇癪，登校渋り	癇癪	ASD/ADHD	学校での不快体験，知覚過敏性あり	TS処方（柴胡桂枝湯，リチウム，アリピプラゾール，メラトベル）	15回	7ヵ月で寛解
7	F	8	激しい癇癪	癇癪，ASD	ASD	学校での不適応	抑肝散加陳皮半夏	11回	9ヵ月で寛解
8	M	9	癇癪，自傷	癇癪	ASD/ADHD，間欠爆発症	不明	TS処方（柴胡桂枝湯，リチウム，リスペリドン），グアンファシン	7回	半年で寛解
9	F	11	リストカット，登校渋り	知覚過敏とフラッシュバック	ASD	広義のいじめ	TS処方（桂枝加芍薬湯，四物湯，リチウム，アリピプラゾール）	5回	4ヵ月で寛解
10	F	12	不登校，リストカット	醜貌恐怖，不登校	境界知能	友人間の葛藤	TS処方（柴胡桂枝湯，リチウム，アリピプラゾール，ラメルテオン）	12回	9ヵ月で寛解
11	F	14	不登校	不登校	知的発達症	学校でのいじめ，不適応，家庭での叱責	TS処方（小健中湯,四物湯,リチウム，アリピプラゾール，ラメルテオン）	9回	7ヵ月で寛解
12	F	14	パニック，不登校	ASD，選択性緘黙	ASD	学校での不適応，交通事故	TS処方（桂枝加芍薬湯，十全大補湯，リチウム，アリピプラゾール，ラメルテオン）	5回	5ヵ月で寛解

いて考察を加える。

1　症例

〔**症例8**〕９歳男児，激しい癇癪，ASD/ADHD，間欠爆発症

小学３年生の男児が，家庭・学校で癇癪が多発し，その時自傷や飛び降り未遂まで生じるという主訴で１月に受診した。

家族歴：父親，穏やか，無口。母親，非常に忙しい専門職だったが，10年前からうつ病の治療を受けている，うつ病は落ち着いているが，服薬が続いている，短気，せっかち。手が出ることはない。姉も兄ものんびりしていて優しい。クライエントは頑固という。どちらの祖父母との関係も問題はないという。

生育歴：発達についてチェックは受けず，知覚過敏性も特に気づくものはなかった。

現病歴：５歳頃から癇癪はあった。母親は子どもに対するイライラはあったが，クライエントに手が出ることはなかったという。就学時健診でチェックを受けることはなかった。着席も可能で学習はできていた。２年生になって，癇癪が起きることがしばしば生じるようになり，３年生になって癇癪が著しくひどくなった。その折りに自分の髪を切ってしまう，自分を殴るなどの自傷，さらに興奮した時に学校のベランダから飛び降りようとして教師に止められたという行動が生じ，学校からも専門的な病院を受診するように言われた。家でも激しい癇癪はあるが，学校ほど頻回でなく，週に１，２回が多い，まったくない週もあるという。算数は得意，国語が苦手で，言葉にするのは得意ではない。算数は80～100点，国語は60～70点くらいという。離席はない。３年生の12月，「死にたい」とノートに書いているのが見つかった。

癇癪は，何か指摘されたり，自分ができると思ったことが実際にやってみたらできなかったりした時に起きてくるという。30分ぐらいで収まってくるという。担任はクライエントを気にかけて機会があるごとに話しかけてくれるようだが，クライエントは癇癪になる理由を言わないので，なぜここまで

激しい癇癪になるのか，皆目わからないという。

クライエントは幼児期から理由がわからないで怒っていることは多かったと母親は言う。しかし，ここまでひどい癇癪は最近になってからである。学校で癇癪を起こすと自分から廊下に出るので，放っておいてもらっている。癇癪が収まらない時は，教務の男性の先生が教室に援助に来て，クライエントを連れて職員室で過ごしているという。自宅では「○○しなさいよ」という声かけで「今やろうと思ってたのに」と怒りのスイッチが入ることがある。大声を出して泣きながら宿題をすることもある。母に慰めてほしいというよりも放っておいてほしがる。落ち着くと自分から母親に近寄ってくる。家でも収まるのに大体30分～1時間くらいかかるという。初診時に確認をしてみたが，関係念慮や自生観念は認められなかった。

癇癪（間欠爆発症）以外に診断に当てはまるものが見当たらないが，プランニングとして心理テストを実施し，そのうえで服薬を相談することにした。また，このような収拾のつかない癇癪はフラッシュバックと考えられるので，トラウマ処理が必要かもしれないと，初診時に母親に告げた。

1月，心理テストを実施し，WISC-IV（Wechsler Intelligence Scale for Children 4th edition）にて知能指数は正常範囲内だが，ワーキングメモリに落ち込みがみられた。クライエントと親に結果を伝え，集中力の有意な低下が認められるので，抗ADHD薬を試してみることを提案し，2月からグアンファシン1mgの服用を開始した。1ヵ月間服用してみたところ，副作用はないが，癇癪の軽快はまったく認められなかったので，3月，グアンファシン1mgに加えて，柴胡桂枝湯6錠，炭酸リチウム1mgとリスペリドン0.2mgの服用と，TSプロトコールによる簡易型トラウマ処理を開始した。

3月，薬を切り替えてイライラが強くなったという。学校の先生に聞いても，1月の時のほうが落ち着いていたとのことである。「宿題やろうね」とのかけ声で怒り出し，癇癪を起こしてしまう。パルサー，腹，鎖骨下部，鎖骨下部を実施（1回目）。

4月，4年生になり，イライラは3月よりはよい。落ち着いた感じ。しかし宿題をする時に怒ってしまう。パルサー，腹，腹，鎖骨下部を実施（2回目）。

４月後半，学校では落ち着いて過ごせている。４年生になって，学校に行けている。家でのイライラはあまり変わらないが，立ち直りはよくなって自傷もなくなった。抱っこパルサー*，腹，腹，鎖骨下部を実施（３回目）。

５月，学校に行けている。１回，怒り出してコンパスの針で服を破ったが，友人とのトラブルはそれ以外見当たらない。家のイライラはまだあるが，前より随分減った。薬はしっかり服用できている。抱っこパルサー，腹，鎖骨下部，鎖骨下部を実施（４回目）。

６月，学校に行けている。友人との喧嘩なし。家では，宿題をやるように言われるとイライラするが，収まってきている。パルサー３セット法（腹，鎖骨下部，頭）を実施（５回目）。

７月，学校に行けていたが，先週の半ばに３階から飛び降りようとしたというエピソードが久々に生じた。薬は飲んだり飲まなかったりがあった。飲むのが嫌とクライエントが言っていた。パルサー３セット法を実施（６回目）。

８月，夏休みは楽しくない。学校の校区外から通っているので，行っても友人に会えないという。今回薬はしっかり飲めた。パルサー３セット法を実施（７回目）。

その後，月１回の外来を続けていて，外来ではパルサー３セット法を実施した。学校・家庭で激しい癇癪を起こすことなく過ごせており，してほしいことを言葉で要求できるようになってきた。服薬はその後，グアンファシン１mgのみに減量した。

症例８のまとめ：激しい癇癪とそれに伴う衝動行為の症例である。ADHDの基盤があり，詳細な状況は不明なトラウマ的な事象がおそらくあって，そ

---

*抱っこパルサー：親にクライエントの子どもを抱っこしてもらい，パルサーを子どもに握らせ，通常の腹，鎖骨下部などの部位に左右交互刺激を加える。親は後ろから抱っこした状況で，両手をクライエントの手の上に重ね，深呼吸のところは親子で一緒に実施する呼吸を合わせることで，トラウマ処理のみならず愛着の修復を試みる手技である（杉山，2021）。

こから一挙に激しいフラッシュバックによる癇癪が生じたのではないかと考えられる。小学校高学年になってくれば，問題の中核が徐々に語れるようになるのではないかと考えるのであるが。

〔**症例９**〕11歳女児，ASD，著しい知覚過敏性と学校での不適応

小学６年生の女児が，リストカットと登校渋りを主訴に10月に初診した。感覚過敏性が著しく亢進していて，日常生活に困難をきたしているという。

家族歴：父親，温和だが，学習になると厳しいという。母親，子どもを産んでから怒りっぽくなった，よく子どもに怒ってしまう。兄，中学２年生，マイペース，自分の意見があるが外へ出さない。クライエント，面白くて優しいが雑な性格。弟，小学３年生，気遣いができる，小さい大人。クライエントの治療が一段落した後に，不適応が生じ，姉（クライエント）から結構いじめを受けていたことが判明し，部屋をしっかり分けることと，TSプロトコールによる治療を１クール実施し，５回の治療で完治した。両親の祖父母とも，マイペースだが優しく，親子関係に問題はなかった。

生育歴：発達の問題でチェックを受けたことはない。３歳で幼稚園に入園した。特に問題になることはなかったというが，当時から食べ物の食感，においにはすごく過敏だった。洋服も触覚に過敏性があった。これまで学習の問題はなく，成績は良好である。

現病歴：感覚過敏はもともと気になっていた。小学４年生になって，特定の子とのトラブルになった。その子からしきりに悪口を言われていたが，周りから見ると仲良し同士と見えていたので，周囲からは気づかれなかったという。小学５年生になって，その子との間で毎日のように小トラブルが起きた。担任の先生に介入してもらったが，その子との和解をクライエントは拒否した。その後，その子と顔を合わせるのを嫌って，登校を渋ることが増えた。同時にリストカットが生じた。小学６年生になって，その子とはクラスが分かれ，スムーズに登校ができるようになったが，学校でたまに出会うと身体が反応して硬直してしまうという。このエピソードに併行して小学５年生の後半から，もともとあった知覚過敏が非常に強くなり，そのための不適

応が著しくなった。扇風機の音，人の食事の時の咀嚼音，ザワザワした音が非常に気になってしまう。特に食べ物のにおいが気になる，水に反射するまぶしい光が気になる，赤白帽のゴムやヘルメットのヒモが首に食い込むのが気になる，洋服のタグが気になる，靴下のゴムの締めつけが気になるなどなど。

ASDに由来する感覚過敏と広義のいじめによるフラッシュバックと診断し，プランニングとして，TSプロトコールによる簡易型トラウマ処理の実施を提案した。薬物療法はTS処方を用い，四物湯３錠，桂枝加芍薬湯３錠，炭酸リチウム２mg，アリピプラゾール0.2mgを処方。

10月，漢方は飲めないと飲まなかった。粉薬のほうはカプセルに入れてもらい大丈夫だった。漢方をしっかり飲むように説得した。パルサーによる簡易型トラウマ処理を開始した（１回目）。

11月，学校がある日だけ薬は飲んでいたが，土日は飲まず。飲もうと思ったけど忘れた。クラブ活動の写真撮影があって，トラブルがあった子を見た。その時，ワッとなったが，リストカットはしなかった。パルサー３セット法実施（２回目）。

12月，前よりよくなった。フラッシュバックが減っている。薬は飲んだが，前回の余りが６日分残っている。パルサー３セット法実施（３回目）。

12月後半，１月に中学受験をすることが決まり，願書を出した。夜の睡眠は問題なし。フラッシュバックなし。パルサー３セット法実施（４回目）。トラウマ処理は終了でよさそうと告げた。

１月後半になり，中学受験に合格した。気分がよい時と悪い時がある。月経前は不機嫌が多い傾向があるという。手動処理を一緒に実施した（５回目）。

その後，５月の連休を明けて薬をゼロにした。フラッシュバックはなくなり，順調に登校している。

症例９のまとめ：軽度のASDの基盤のある女児である。広義のいじめをきっかけに不適応が生じ，知覚過敏性が著しく亢進し，登校をめぐる葛藤からリストカットが生じた。TSプロトコールによる簡易型トラウマ処理でフラッシュバックの軽減とともに適応状況は急速に改善した。

〔症例10〕12歳女児，醜貌恐怖，不登校

中学1年生の女児が，不登校とリストカットを主訴に受診した。

家族歴：父親，頑固だが温厚。母親，せっかちで子どもに手が出ることもあるという。兄も不登校があり，現在は海外の高校に通っている。頑固な性格。クライエントは繊細な性格という。父方祖父はすでに死去，父方祖母，80代で優しい。母方祖父母とも几帳面で優しいという。

生育歴：発達の問題はなく，特記すべきエピソードはない。クライエントが小学3～5年生の間，兄が不登校状況になり，家で激しく暴れたことが何度もあった。その後，兄は一念発起して海外に行くという選択をした。

現病歴：小学5年生になった頃から，女の子の友人との間がギクシャクしていたという。この女の子同士のいじめや仲間はずれだけでなく，当時の担任の先生は大声で子どもを叱責する厳しい先生で，クライエントも教室でみなが見ている中で先生から叱責されることがあったという。3学期に関節をいため，小学6年生の5月に手術を受けた。この年はコロナ感染症の流行もあり，学校への復帰の登校が遅れた。この頃からクライエントは，もやもやすると手や太ももをナイフや小刀で切るようになった。11月頃からクライエントは完全な不登校になった。12月，兄がかつて通った小児科に不登校を主訴に受診し，心理士によるカウンセリングを定期的に受けた。しかし，リストカットは改善せず，不登校が継続するため，紹介を受けて受診した。

中学生になって登校ができたのは，これまで数日間という。1日のリズムは午前1時頃に寝て朝6時半に起き，夕寝を午後5時から1時間以上しているという。学校に行っていない日は勉強をしているか，スマホを見ている。おばけの気配は感じないという。学校に行った時，周りから何か言われているような感じはないか尋ねると，強くあるという。これは小学6年生の終わりからあったという。自己臭はないが，自分が醜いのでみなから見られているのではないかと感じるという。その程度を確認すると，10分の6ぐらいと

答えた。これも小学６年生頃から感じていたという。身体を切るのは週に１回ぐらい続いている。

リストカットのきっかけを確認すると，小学校で仲間はずれにあった時，母へ「学校行きたくない」と言ったら，母にすごく泣かれて，父や兄からいろいろ言われてつらくなった。その頃からはじまったと涙を浮かべて語った。初潮は小学５年生。ダイエットはしていないが，ご飯はあまり食べない。小学校の頃の学校での嫌な体験のフラッシュバックが常にあり，母親によれば気分変動もあるという。

小学６年生２月のWISC-IVでは，知能指数は境界知能と判定された。醜貌恐怖を背景とした不登校と診断し，生活リズムの改善を図り，フラッシュバックおよび醜貌恐怖の治療を行うこととした。薬物療法は，柴胡桂枝湯６錠，炭酸リチウム１mg，アリピプラゾール0.3mg，ラメルテオン0.8mgを処方した。

７月，薬はあまり飲めていない。12時に寝るようになったが，夕寝をまだしているという。服薬をしっかりするように勧めた。その後，薬をしっかり飲み出してフラッシュバックは減ったという。この回からパルサーによる簡易型トラウマ処理を実施，４セット法を実施した（１回目）。

８月，寝るのは11～12時，思い出すのは減った。昼寝１時間。パルサー４セット法を実施（２回目）。

８月後半，生活リズムは変わらない。外へ出た時の感じもあまり変わらない。見られている感じはある。昔のことは何かあった時に思い出すが，まだ衝撃は変わらないというので，まだトラウマ処理の回数が足りず，もう１～２回必要と告げる。リストカットもゼロではないという。パルサー４セット法を実施（３回目）。

９月，学校がはじまり登校できたが，１日は無理で午前中のみの登校だった。見られている感じはあるが，半分ぐらいに減ったという。怖い夢もなかった。パルサー４セット法を実施（４回目）。

９月後半，学校に行ける時間が少しずつ増えている。周りから見られている感じや，言われている感じは少しだけある。12時前に寝ている。パルサー

４セット法を実施（５回目）。

10月，登校できている。リストカットは完全になくなったという。この回，手動処理を一緒に行った（６回目）。

11月，11時半に寝ている。学校は午前中が多い。週１日ぐらい行けない日がある。寝る前に手動処理をしている。パルサー４セット法を実施（７回目）。

12月，嫌なことは思い出すが衝撃はない。周りから言われる感じも少しだけになった。午前中の登校が多い。パルサー４セット法を実施（８回目）。

新年度になって，外来のドタキャンがあった。外来日を忘れていたとのこと。怖い夢が２週間に１回ぐらいあるが，服薬なしで大丈夫ということで処方なしにした。パルサー３セット法を実施（10回目）。

X＋１年４月，悪口を言う子とはクラスが分かれ，安心した。睡眠はとれている。学校に行きたいとクライエントが訴えたので，通院間隔をあけた外来受診に変更し，夏休みに変化がないことを確認して終診とした。

症例10のまとめ：友人との葛藤が高じ，醜貌恐怖を生じ，さらにリストカットを伴った不登校の症例である。学校場面でのフラッシュバックの訴えがあるため，簡易型トラウマ処理を実施した。トラウマ処理が１クール終了する頃から登校が可能になり，リストカットもみられなくなった。

〔症例11〕14歳女児，不登校，知的発達症

中学３年生の女児が，不登校を主訴として８月に受診した。

家族歴：父親，暴言あり。母親は怒りっぽいが，手は出ないという。クライエントはおとなしい，努力家。弟もおとなしい子で，姉との仲は不良という。なお，父方祖父は数年前にすでに病死している。父方祖母は口うるさいが，孫の心配をしてくれる。母方祖父母とも，明るく大ざっぱな性格という。

生育歴：乳幼児健診でチェックは受けなかった。幼稚園では言葉の遅れと全体的な遅れがあると幼稚園教諭から指摘され，５歳の時に相談センターを受診し，知能検査を受けた。その折，１歳程度遅れていると言われたが，小

学校は家族の意向で通常クラスに進学した。

相談センターにて，幼稚園の年長組からことばの教室を紹介され，月に1～2回通うようになった。小学2年生の終わりになると，学校を休んで通うことをクライエントが嫌がるようになり，教室からはもう通わなくてよいと言われて終了した。しかし，小学3年生になって学習の困難が強くなり，さらに友人が減って孤立した。学校ではいじめも受けていたという。小学4年生にて不登校になり，また学習も難しくなったので，小学5年生から支援クラスに転級した。その後，学校には楽しく通えるようになった。中学に進学する際に高校に行きたいとクライエントが希望していると親が学校に訴え，通常クラスに戻ることになった。

現病歴：中学1年生は孤立をしながらもなんとか通っていた。中学2年生の春休みはコロナのため，3ヵ月間の休校になった。そのコロナ明けから，そのまま不登校になった。中学2年生の冬になって，家族から強くうながされて，ポツポツと学校に通うようになり，中学3年生に進学してから週に1～2回の登校になった。この時点で初診になった。

初診時に確認をすると，小学校中学年からしばしば黒い影が見えていたという。中学2年生の時は，おばけは見えないが，気配がしていたという。中学3年生になってから，おばけは見えないが，不気味な音がするという。クライエントは教師や親と話し合って，高校の進学先を，不登校の子がたくさん集まるK学園の通信課程に決めていた。しかし，生活リズムは大変乱れていて，午前2時に寝て，朝9時に起きている。さらに朝寝，昼寝を1時間ずつしているという。夕食後は深夜までスマホでYouTubeを見ている生活であった。7月に測定したWISC-IVで知能指数73だった。

軽度の知的な遅れを基盤とした不登校と診断をした。生活全体が後ろ向きになっている。高校に通うための準備を整えるために，生活リズムを整えることを目標に掲げ，TSプロトコールによる簡易型トラウマ処理を提案した。また家族には父親の暴言を止めてもらうようにお願いをした。薬物療法は，小健中湯2包，四物湯2包，炭酸リチウム2mg，アリピプラゾール0.2mg，ラメルテオン0.8mgを処方した。

８月，夜の睡眠は少し改善した。パルサー４セット法による簡易型トラウマ処理と，追加で手動による，鎖骨下部，首への両側刺激と呼吸法を実施した（１回目)。

９月，１時に寝て，８時に起きてくる。まだ学校に行けていない。パルサー４セット法を実施（２回目)。

９月後半，学校に行こうと思うが，めまいがしていまだに行けていない。不調は月経とは無関係という。12時前に寝るようにお願いをする。パルサー４セット法を実施（３回目)。

10月，10〜11時に寝るようになった。薬は飲めている。パルサーをやると頭が痛くなるという。パルサー４セット法を実施し，追加で手動処理，鎖骨下部，首，頭を実施（４回目)。

10月後半，11時に寝ている，薬は半分ぐらい飲んでいる。通信制高校に入学願書を出し，合格の通知をもらった。パルサー４セット法を実施（５回目)。

11月，よい感じ。明るくなって家でもよく話すようになった。11時頃に寝ている。パルサー４セット法を実施（６回目)。

X＋１年１月，波乱なく落ち着いていて，夜更かしもなくなった。高校入学のための面接があり，高校に行く練習に中学校に行ってみようかと述べていた。パルサー４セット法を実施（８回目)。

３月，元気はよさそう。通信制だが，週４日学校に通うコースに行くという。中学校にも行けたという。パルサー４セット法を実施（９回目)。

高校に合格後，高校に無事に通っていることを確認し，終診とした。

症例11のまとめ：学校不適応が継続していたが，中学３年生で初診になった不登校の症例である。さらに親は叱責をするのみで，本人に合わせた対応をとってこなかったので，これまでの学校生活の中でさまざまなマイナスの体験が積み重なっていることは容易に想像ができた。現実に背を向け深夜に寝て，朝寝昼寝をして過ごすという毎日になっていた。簡易型トラウマ処理をはじめて４回目ぐらいに睡眠リズムが急に改善した。おそらく学校場面の不快なフラッシュバックが不良な生活リズムの要因になっていたのではなかったかと推察される。

2　症例の背景にある「トラウマ」

症例はいずれも不適応を主訴としているが，症例10を境界知能と考えれば全員に発達障害の基盤がある。症状はさまざまであるが，共通しているのはフラッシュバックである。しかし，いずれの症例も，発達性トラウマ症とか複雑性 PTSD といった重症のトラウマを抱えた症例ではなく，親子関係にも大きな葛藤を抱えてはいない。治療としては，生活リズムの改善といった健康な生活のための基本以外のことをほぼ何もせず，またフラッシュバックの起源となった出来事の特定をせず，簡易型トラウマ処理だけを実施し，比較的速やかに諸症状の軽減と，適応状況の改善を得ることができた。一覧に示すように，ここに取り上げた症例以外にも類似の症例は多い。紹介を受けて受診してくる（つまり一次医療機関での治療では難治性であった）子どもの症例の少なからずによく似た状況が認められるのである。症例ごとに検討をしてみる。

症例８は，母親のうつ病が出生前からあり，幼児期の母子の状況が気になるところではある。しかし，これまで特に問題が顕在化することなく経過し，おそらくは学習のつまずきをきっかけに，一挙に激しい不適応が生じた。クライエントの暴れ方は周囲の大人が対応に困るほど激しく，収まるまでに30分以上を要していた。この癇癪について，DSM-5による診断基準を拾うと，間欠爆発症もしくは重篤気分調整症（disruptive mood dysregulation disorder：DMDD）になるが，週３回以上の場合が DMDD で週２回程度が間欠爆発症なので，この症例の場合には間欠爆発症という診断になる。しかし，このような激しい攻撃的行動の噴出はフラッシュバック以外にはありえず，それゆえに TS プロトコールを用いたのである。クライエントは核になった体験については語ることができず，家族から見ても特に大きなトラウマ的な体験は認められなかった。

最近の子どもの不適応行動で，このようなパターンの症例は稀ならず経験する。家族全体が少しずつ過負荷状態になっていて，その一つの表れとして親のうつ病が認められる（そうでなければ，両親の離婚となりシングル家庭になっているという例も多い)。愛着形成に何らかの問題があったのではないかと推察されるが，受診に至るきっかけになった問題が起きるまでは大きなトラブルは認められない。ところが，ひとたび顕在化すると，激しい問題行動が継続して生じ，学校も家庭もその対応に大変に苦労することになる。これまでの生活の中で，おそらくは小トラウマがたくさんあったのではないかと推察される。

症例９はいわゆる知覚過敏性をもつ児童（HSC；樋端，2021）である。こちらも知覚過敏性の問題は幼児期からあったが，それが不適応の要因とはならず，小学校高学年まで経過した。ここで特定の友人との齟齬が生じ，そこから一挙に不適応と過敏性の増悪が生じた。不登校は生じていないが，このまま経過すれば不登校に至ったと考えられる。この症例の「トラウマ」は広義のいじめであるが，双方向に攻撃が繰り返されており，一方的にいじめを受けたわけではない。しかし，過敏性に結びついたことによって，「トラウマ」的な体験の急速な集積が生じ，それがリストカットを含む激しい症状に展開したのである。HSC が絡む症例で不適応を生じる場合とは，この症例のような小トラウマと過敏性の問題とが掛け算になった状況が認められることが多い。

症例10は醜貌恐怖を伴う不登校の症例である。兄も不登校があり家庭内暴力が生じていて，家族はその兄の問題への解決にエネルギーをとられ，学力において問題があったクライエントへのきめ細かな親からの支えが乏しかったのではないかと推察される。同級生からのいじめがあったが，兄への対応に追われた家族状況の中で外在化はできず，そのぶん醜貌恐怖やリストカットという重症の内在化症状に展開したのではないかと考えられる。最近，自己臭や醜貌恐怖の青年期症例に出会うこともまた稀ではない。その少なからずに小トラウマの集積が認められる。

症例11はいまだに不登校の一要因を占める就学をめぐる知的能力とのミス

マッチの症例である。もっと早い段階で受診をしてもらえたなら，適正就学をしてもらうことで，「トラウマ」的な体験を減らすことが可能なのであるが，すでに義務教育の最後の学年に至っており，学校生活において長年にわたってマイナスの体験が積み重なっており，さらにそれに対して両親ともクライエントの状況を理解し受容するのではなく，叱責と激励だけを行ってきていた。つまり，学校でも家庭でも小トラウマ的な体験の集積が想定された。

このように提示した症例に共通するのは，小トラウマの集積とそのフラッシュバックである。大トラウマでなくとも，小トラウマを集積している症例は，最近の臨床において大変に多い。むしろ，本格的なトラウマが背後になくとも，今日，治療的な対応に困る症例とは，ここに示したような小トラウマが蓄積していた症例ではないだろうか。

このような症例に対し，1回の治療が数分程度で実施可能で，トラウマの焦点化を必要としないTSプロトコールは大変に用いやすい治療技法であり，通常の精神療法を補う形で用いることが可能である。

3　近年の子どもたちの臨床像の変化

日本を代表する児童精神科医の一人田中康雄は，近著（2022）において次のように最近の子どもの臨床像の変化を記している。

「2010年以降からだろうか。関係作りが混沌として，見えない壁にぶつかることが増えてきた。……むすびめ作りはうまくいかなくなってきたように思われた。……われわれは，次第に見えるつながりを失い，ただただ傷つきやすくなっているのではないだろうか」

これまで情緒障害と括られる児童青年期の病態において，治療関係の形成（田中のいう「むすびめ作り」）に困難があり，他方で症状のレベルは重症で治療困難な症例が増えているというのは，筆者もひしひしと感じる臨床像の変化である。コロナ禍はこのような状況をさらに強めてしまった。

ただそれだけではない。例えば不登校症例に対し，夢を用いた治療を行ってみた時，夢においてストーリーが展開しない症例が最近では多くなったことに筆者は驚いている。単発の夢だけが登場して，そこに物語が欠如しているのである。

わが国の子どもたちにおいて，意識の階層性，無意識のあり方というレベルで大きな変化が起きているように感じる。一体，何がこのような状況を作っているのであろうか。

（杉山登志郎）

第6章

自閉スペクトラム症と解離性同一性障害の併存例①
――大きなトラウマをもたない症例の検討

はじめに

近年，自閉スペクトラム症（ASD）の当事者による自伝において，複数の交代人格の存在を示唆する解離性同一性障害（DID）に酷似した記述があることが知られるようになった（藤家，2004；Hammond, 2010；Williams, 2009；Willey, 2014）。ところが，国内外を通じて，臨床実践の場からは，ASDとDIDが併存する症例に関する研究の報告はきわめて少ない（鈴木，2009；大饗他，2021）。わが国では，杉山・海野・浅井（2003）が自験例200例を振り返り，DIDの診断基準を満たすものは15例であり，そのうち被虐待歴のあるものは８名，被虐待以外のトラウマ体験のあるものは５名，深刻なトラウマ体験がないものも２名いたと報告している。症例報告においても深刻なトラウマ体験の有無が混在している。共通した特徴として，定型発達児者のDIDと比較すると，交代人格が周囲の他者やアニメのキャラクターなどの振る舞い方を模倣して能動的に構築されており，自我親和的で，主人格と交代人格相互に記憶の共有がなされていて断裂がみられない場合が多いという点が報告されている（杉山他，2003；立花他，2010；吉川他，2011）。しかし，これまでの先行研究では，ASDとDIDが併存する症例について，深刻なトラウマ体験の有無による違いは十分に検討がなされていなかった。

そこでまず本章では，深刻なトラウマ体験が存在しない症例の中で，ASDとDIDが併存している症例とその不完全系と考えられる症例を取り上げる。

その比較から，ASD の病理である対象との心的距離の欠如が基盤となり，それが発達特性に由来する日常的なトラウマ体験を経て DID となるという仮説を示すこととする。

1　症例──深刻なトラウマ体験がない青年期・児童青年期患者

〔**症例 1**〕15歳（高校 1 年生）（初診時）女性，ASD，身体表現性障害

クライエントは幼児期より感覚過敏があり，特定の音や光を嫌がることが多く，またよく目で見たものを記憶していた。他にも，本が好きで没入して周囲が見えなくなったり，いろんなことに疑問をもち「なんで？」と周囲の大人を質問責めにしたりするなど，本人も周囲と自分が異なることを漠然と知覚していた。

小学校中学年頃，父親の単身赴任や転居などで環境が変化し，それ以来，繁華街など情報過多の場所に行くと，めまいや腹痛など身体症状が出現するようになった。中学校は不定期で身体症状が出現し登校できないことがあったが，基本的に対人関係は良好であったようである。しかし高校に入学後，手足の脱力を訴えて登校できなくなり，神経内科に入院し検査を受けたが身体所見に異常はなく，精神科を紹介されて受診し，ASD，身体表現性障害の診断を受けた。WAIS-IV（Wechsler Adult Intelligence Scale 4th edition）の結果，正常知的発達であった。精神科医からの依頼によって，心理士が心理療法を開始した。数回の面接後，クライエントから自分の内部に複数の人格があることが開示された。

すでに幼稚園の頃から，クライエントの中には複数の人格が生まれ，その人格との会話を繰り返すようになった。その人格はクライエントの「理想の人物」であり，小説や演劇といったものの登場人物に由来するという。それぞれの人格は，趣味や学歴などが細かく決まっており，容姿もそれぞれ明確である。個々の人格には自律性があり，雑談相手になったり相談に乗ったりしてくれる。また，クライエントは普段から漠然とそれぞれの人格の存在を感じながら生活しており，その時々によってクライエントの人格と混じり合

って「キメラ」となり，普段のクライエントとは異なる言動をとることができるという。こうした特徴は以下の数式で表現できることをクライエントと心理士は発見した。

$\alpha x + \beta y = z,\ \alpha + \beta = 1,\ 0 < \alpha,\ 0 \leqq \beta < 1$

xはクライエント本人の人格，yは理想の人物の人格，そしてzが表出される人格である。αとβは合計で1になる定数であり，その時々によってこの数値が連動して変化することによって，表出される人格（z）に占める本人の人格（x）と理想の人物の人格（y）の割合が決定されることになる。例えば$\alpha = 0.7$の時は$0.7x + 0.3y = z$となるが，この時はクライエント本人が主導権を握りつつも，理想の人物の影響が出ていることになる。反対に$\alpha = 0.3$の時は$0.3x + 0.7y = z$となり，この時は理想の人物に主導権がありつつも，クライエント本人がそこに参与観察をしているという状態になる。$\alpha = 1$の時（$x = z$）はクライエント本人の人格が表出される人格となるが，$\alpha = 0$で$\beta = 1$（$y = z$）という完全に理想の人物の人格が表出されることはないという。常にクライエント本人の人格は存在するため，記憶を共有していない人格が出現することはない。また，yに入る理想の人物はその時々によって異なるが，同時に複数の理想の人物が混じり合って「キメラ」となることもない。また，どの人格とどの割合で「キメラ」となるかは，その時々の状況の影響を受けるが，クライエント本人がコントロールすることができないという。

心理士はこうしたクライエントの内的世界について，ともに探索を進めていった。それらを支持的に取り扱うとともに，そのユニークさを尊重しつつも自然で理解可能な現象であるとして説明していった。もともとクライエントは自身の体験を話すことに抵抗があり，SC（スクールカウンセラー）などの心理的支援にはつながらなかったが，心理士との心理療法には積極的に取り組むことができた。面接ではその他にも，心理士と対人関係や進路といった話題を取り上げる中で，現実場面で生じる困難に対してクライエントのASD特性を念頭にその都度フィードバックしながら，具体的な対応を話し合っていった。心理療法を開始して間もなく，手足の脱力は解消し，登校が可能となった。その後も時折身体症状が出現することがあったが，おおむね安定した状態で過ごし，無事高校生活を終えて大学への進学を決めることができた。

〔**症例２**〕13歳（中学１年生）（初診時）女児，ASD

乳幼児健診では言葉の遅れを指摘されたが，３歳を過ぎてから急激に言葉の発達が伸びた。幼児期から感覚過敏が顕著であり，癇癪が激しかった。幼稚園では，母子分離が難しく，集団行動が苦手で，登園渋りがあった。ひとり遊びを好み，時にファンタジーへの没頭を認めた。すでにこの頃からクライエント以外には見えない同年の女の子がクライエントとともに存在し，クライエントの話し相手になってくれていたという。

小学校入学後は，自分の興味関心のある事柄を一方的にまとまりなく話し続けるため，現実の生活では友人ができず，クライエントは休み時間，職員室に入り浸っていた。放課後は１人でアニメや漫画を見て過ごし，好きなキャラクターやクライエントが憧れる理想の女の子を主人公にした小説や絵の創作に没頭し，その好きなキャラクターのために自分と同じ食事を準備したりするなど，その当時のクライエントは，自分のファンタジーと現実とが混同していたようである。

小学校中学年頃から勉強の遅れが顕著となり，テスト前になると体調不良を訴えて欠席が続いた。小学校高学年になると，クライエントの中の人格は５人に増えた。しかし，相互に記憶は共有されており，個々の人格が役割分担をしながら協力的に過ごしていた。またこの頃になると，クライエントが時々別人格にスイッチすることについて家族は気づいていたという。

中学校に入学して間もなく，担任教諭から学習態度をめぐって注意を受けた。その後，大人から注意をされると激しく暴れて抵抗する人格が出現し，その人格は「ユウマ」と名乗った。ユウマの特徴はクライエントが好きな漫画のキャラクターに酷似していたが，ユウマは，他の人格とは異なりクライエントによる統制が難しく，ユウマの出現中にクライエントの記憶は途切れていることもあった。こうしてクライエントがしばしば暴れることを繰り返すようになったため，児童精神科を受診した。

初診においてASDとDIDの診断を受け，医師から心理士にクライエントの心理療法が依頼された。心理士は発達特性を配慮した支援のため，両親にASDについての心理教育を行った。また環境調整として，中学校に連絡をとり，特別支援学級の利用を提案した。一方クライエントに対しては，クライエントとユウマのこれまでの大変な状況をねぎらい，ユウマだけが怒られたり悲しい思いをしたりする現在の状況を解決し，人格相互間での平和共存を目指すことを話し合った。さらに中学校生活で困る状況を特定し，その場面での適切な振る舞い方を練習するSST（Social Skills Training）を実施した。こうした心理療法を開始して1ヵ月程度で交代人格は統制が可能になり，同時に日常生活も安定していった。治療開始より半年にてユウマをはじめとする交代人格は穏やかな気配のみが残り，姿を現さなくなった。中学校でも特別支援学級において友人ができ，楽しく過ごせるようになった。

症例1と症例2は，ともにDSM-5における心的外傷後ストレス障害（Post Traumatic Stress Disorder：PTSD）のA基準を満たす深刻なトラウマ体験がない症例である。両事例とも幼少期よりASD児の特徴であるファンタジーへの没入がみられ，また自身とは異なる人格がImaginary Companion（空想の友達：IC）として存在していた。ともに主人格と異なる人格の存在が確認できるが，症例1は，同一性が保たれているためDSM-5におけるDIDの診断基準を厳密には満たさないのに対して，症例2では完全な同一性の破綻が観察されるためDIDと診断されうる。主人格と異なる人格の特徴としては，キャラクターなどを模倣しながら形成されており，自我親和的で，記憶も共有されており，適応的側面が優位であるという，定型発達児者のDIDと比較したASD児のDIDの特徴を描いた先行研究と同様の傾向が両方の症例において確認できた（杉山他，2003；立花他，2010；吉川他，2011）。しかし，交代人格が出現していない症例1に対して，症例2では不適応な交代人格の出現に至っているが，両方の症例において自身と異なる人格はそれ自体で自律的であり，本人にとっては受動的に体験されている。

以上より，ASDとDIDの併存例である症例2に対して，症例1はその不完全系としてとらえることができるだろう。一般的にDIDの発症は深刻なトラウマの既往に由来すると考えられているが，そうした体験のない両症例の異同を検討することで，ASDに特異的なDIDの特徴について以下で考察することとする。

2　深刻なトラウマ体験がないにもかかわらず ASDはなぜDIDを生じうるのか

ASDのDIDと，ファンタジーへの没入とICの関係

最初に検討するのは，症例1・症例2にともにみられたファンタジーへの没入とICについてである。これらは後に主人格とは異なる人格へと発展し，DIDの基盤となっている。そうであるにもかかわらず，ここには典型的な解離の病理は存在していない。そもそも解離とは，意識や記憶の断片化が起こることで生じるものを指す（van der Kolk et al., 1996）。とりわけDIDを発症するような意識や記憶の断片化は，深刻なトラウマ体験に対応するための狭窄として生じるものである。しかしながら，ASD児においてはその特性そのものによって，少なくとも交代人格の基盤となるようなものが用意されると考えられる。

まずファンタジーへの没入についてである。Herman（1997）が描写したように，とりわけ幼児期に虐待やネグレクトを経験することで，子どもは解離としてファンタジーの能力を発展させ，それが将来的なDID発症の基盤となることが知られている。しかしながら，これはASD特性の1つとして知られているファンタジーへの没入（辻井，1996）とは大きく内容が異なっている。ファンタジーへの没入は，ASDにおいてDIDが生じた時に関与する要因であると考えられているが（杉山他，2003），その内容は解離の病理とは大きく異なるものである。まず鈴木（2009）が述べるように，現実感の減弱を主要因としている解離に対して，想像内容の過度なこだわりと過剰なリアリティの結果であるASDのファンタジーへの没頭では，メカニズムを異にすると考えられる。またファンタジーの内容としても大きく異なっている。

解離の病理としてのファンタジーについて，Herman（1997）は加害者の悪を自らに取り込む一方で，選ばれし聖女としての特別意識を育てるなどの，マニ教的な二元論がそこにみられると指摘する。その一方で，ASD 児のファンタジーはこだわりの延長線上にあり，その内容としてもアニメや漫画などの創作物の影響をそのまま取り込むものとして生じる（杉山，2000）。

続いて IC についてである。症例１・症例２はともに，IC として生じた人格が後に主人格とは異なる人格へと発展しているように見える。これも一見すると解離の病理の進行に見えるが，IC と DID の関係は一義的ではない。IC は解離性障害と結びつけられて論じられることもあるが（柴山，2007），心理学的研究のレビュー（森口，2014）によれば両者は異なる概念であるとされ，IC が DID に発展していくことに対して否定的見解が述べられることもある。海外の調査からは，ASD 児は定型発達児に比べて有意に IC を創出することが少ないという報告があるが，IC 自体は特徴も役割も定型発達児同様に ASD 児においても出現すると報告されている（Davis et al., 2018）。またこの調査の中で，ASD 児が IC に敵意をもつことが少ないことから，定型発達児とは異なる関係を IC と築いている可能性があることが示唆されている（Davis et al., 2018）。症例１・症例２を振り返ると，ASD のファンタジーへの没入傾向が，IC の創出やその内容に影響しているように見える。しかしいずれにしても，それらは解離とは関係なく生じるものであると考えることができる。

以上より，症例１・症例２でみられたような，ファンタジーへの没入がキャラクター模倣へ，そして IC へと発展していくことで DID の基盤となるという過程は，深刻なトラウマ体験の結果として生じるような解離の病理ではなく，ASD 特性によって生じたと説明することができる。こうした ASD 特性が DID の基盤となるのは，それ自体が解離と近似の病理構造をもつためであると考えられる。それがこの次に説明する「対象との心的距離の欠如」である。

ASD における DID と「対象との心的距離の欠如」

先に述べたように，そもそも解離とは意識や記憶の断片化のことである。一般的な DID の発症においては，この断片化は深刻なトラウマ体験に対応するために生じる。しかし ASD においては，そもそもの特性として，こうした意識や記憶の断片化が生じやすいという傾向があると考えられる。それが「対象との心的距離の欠如」である。

対象との心的距離の欠如とは，杉山（2000）によって自閉症の病理の中心としてまとめられた概念である。ASD の場合，定型発達児においては自明のものとして成立する自我意識が希薄なため，認知対象に対し，自らが吸い込まれるような形で認知が生じる。例えばわれわれがペットボトルを見た時，「ペットボトル」という概念化による認知が行われ，あっという間に認知には慣れが生じ，心的距離の確保と同時に対象化される。しかし ASD においては，たまたま注意を向けている，ペットボトルのロゴマーク，場合によってはペットボトルに反射する光などに自己意識が吸い込まれる。この時，ペットボトルを見ている ASD 児は「ペットボトルになる」のである。このような特性から，ASD の意識は常にまとまりが欠けた，断片的なものとならざるをえないのである。

ASD 当事者である綾屋は，この対象との心的距離の欠如を「まとめあげる」力の弱さと述べて表現している（綾屋他，2008）。綾屋によれば，他者の所作や言葉が自分の中にそのまま異物として入り込んでしまうという。そのため，他者の所作や言葉を自分にも使いこなせるものとして取り入れたり，あるいは自分とは関係のないものとして排出したりすることが困難になる。その結果として，自身が観察した他者の「キャラ」が侵入し，自身の行動が乗っ取られ，また自己像が動揺してしまうという経験が頻繁に起こるというのである。これはすなわち，心的距離が欠如した対象が自己の中に入り込む際，意識の一部がそこに乗っ取られてしまい，意識の断片化が生じてしまうということであると言える。この綾屋の描写は，症例 1 の数式で表現した自己意識の変容体験と，自身の中にある他者が自身と混じり合って表面的な行動に影響するという点で，多くの共通点をもっている。綾屋自身の記述からはそうした「キャラ」が他者に由来することを十分に自覚していることがうかがえるが，症例１のようにそれがよりリアリティのある人格である場合，DIDにより接近していくと考えられる。

そして対象との心的距離の欠如は，ASDのファンタジーやICとDIDの関係についても説明を与えてくれる。定型発達児であれば，たとえファンタジーやICが自我親和的であったとしても，まとまりをもった意識によってそれを自分と区別，あるいは自己像の中に取り入れることが可能になると思われる。しかしASD児にとっては，対象との心的距離の欠如のために，断片化された自己意識の中に容易にそれらが侵入してしまうのである。ファンタジーへの没入やICそのものは解離とは異なるものの，定型発達児に比べてASD児にとってそれらはよりリアルであるため，その影響がより強く生じ，時として自己に侵入するという経験がされるのであろう。その結果として，ASD児においては受動的性質と主体的自律性の喪失という解離と同様の性質をもった人格が出現すると考えられる。

以上のように，ASD特性である対象との心的距離の欠如は，解離と共通した意識と記憶の断片化を引き起こす。これらが基盤となり，そこに次に述べるような日常的なトラウマ体験の影響が重なることによって，深刻なトラウマ体験がない症例においても診断基準を満たすようなDIDが生じると考えられる。

日常的なトラウマ体験の影響

ICがDIDに直接的に移行することに対して異論があることはすでに述べたが，一方で臨床場面ではしばしば観察される。こうしたICからDIDの移行事例を取り上げた澤（2012）によれば，主体的自律性が保持されている場合，たとえICの創出があってもそれは正常領域に置かれると述べられている。しかしICが交代人格として主体性自律性を脅かすようになり，健忘などが生じるとDIDとして異常領域に置かれ，またその中間として，境界領域があると述べている。症例１の「キメラ」の状態は澤の述べる境界領域にあり，症例２の「ユウマ」では主体的自律性がおよばず健忘も生じていることから，IC が DID に移行した異常領域にあると言える。この両者の差異は，曝露されたトラウマ体験の量によって DID としての病理化が進行したためであると考えられる。

ASD 特性はきちんとした特性に対する配慮がなければ，小さな逆境体験を次々と生み出すと考えられている。比較的社会適応がよかった症例１に対して，とりわけ症例２においては，深刻なトラウマ体験はないものの，ASD の発達特性に対する支援がなされずに経過しており，日常的に小さなトラウマ体験に繰り返し曝露されていた可能性が高いと推察される。臨床実践の場においても，ASD 児が，日常的なトラウマ体験によって PTSD 類似症状を発症することがあることもよく知られている（大塚，2019；Rumball et al., 2021）。症例２では，小学校から中学校にかけて対人関係が複雑化する中で不適応が増悪している。自身の内的な対話や日常的な苦手場面においてのみ自身とは異なる人格を用いていた症例１に対して，症例２では発達特性に由来する日常的なトラウマ体験への対処方法として人格を用いる必要があった。そのため，自己の内部に統合されないままで存在したファンタジーや IC を流用する機会が多くなっていったのであろう。

もう１つ大きな役割を果たすと考えられるのが，感情である。激しい感情体験は津波（Bromberg, 2011）として，解離の病理を深刻化させる。ASD 児は定型発達児に比べて怒りの感情を経験しやすいことが知られているが（Ho et al., 2012），環境調整がなされず周囲が適切に対応できない場合，より激しい怒りが喚起される機会が増えることとなる。比較的適応が良好であった症例１に対して，症例２では周囲の環境とのミスマッチから，怒りを感じる場面が多かったと考えられる。そのため，最終的に症例２の「ユウマ」のように，完全に主体的自律性が失われ，出現とともに健忘が生じるような人格の出現にまで至ったと推察される。

症例１が澤の述べる境界領域に留まり，DID の診断基準を満たしていないことは，ASD 特性だけでは DID の基盤は用意されるものの，その発症には至らない可能性を示唆するものである。しかしながら症例２のように，環境と本人の特性との間で悪循環が進行してしまう例は珍しくない。こうした差異は，ASD 特性そのものの重症度や本人の能力，そして周囲の環境などさまざまな変数が関わると考えられる。いずれにしても，曝露されたトラウマ体験の量によって病理化が進行し，本格的な DID 発症に至ると考えることができるだろう。

以上をまとめるのであれば，次のようになる。

ASD の病理である対象との心的距離の欠如は，意識や記憶の断片化を生じさせるという点で解離の病理と共通し，それが DID 発症の基盤を準備するものとなる。そのため通常であれば，自分とは異なるものと認識したり，あるいは自身の内部に取り込んだりすることができるファンタジーや IC，あるいは周囲の「キャラ」の影響といったものが，時として ASD 児の内部に本人とは異なる人格を生じさせる。こうした人格は，ASD 児が接する日常的なトラウマ体験の中で徐々に主体的自律性を脅かすようになり，やがて深刻なトラウマ体験がなくとも，時として健忘を伴う本格的な DID が生じるようになると考えられる。

3　ASD に認められる DID への治療的対応

最後に，深刻なトラウマ体験がない ASD と DID の併存例の治療について，症例を振り返りながら考察を加えたい。

まず確認すべきは，ASD に現れる本人以外の人格は，それ自体では問題にならないということである。症例１・症例２を見ても，本人とは異なる人格はもともと自我親和的で記憶の断絶もなく，その存在は日常生活で困るよりも，本人に対してサポーティブに働くものであった。臨床場面でそれらを発見したとしても，ASD 特性の延長線上にみられる自然な現象としてとらえるような態度が，治療的には適切であるかもしれない。症例１においては，治療者が人格を異化せずに本人の特性と理解し支持的に接したことで，良好な治療関係を継続することができた。ただし過度なファンタジーへの没入の結果として，人格が恣意的に操作され，現実に存在する問題を回避する手段となってしまっている場合がある。そのような時はそれを穏やかに指摘しつつ，現実的な適応を支援していくことが必要になるだろう。

DIDとして問題となるのは，症例２のように，本人にもコントロールができなくなってしまう場合である。「ユウマ」の特徴でみられたような，記憶の健忘や激しい感情的な反応の存在というのが，正常ないしは境界領域から異常へと移行したサインとなると考えられる。その場合は統制が困難な人格に対する働きかけが必要となるが，症例２はトラウマに焦点化した介入をせずとも改善することを示すものである。近年はDIDの治療においては，人格の統合を目指すのではなく，人格同士の平和共存を援助していくアプローチが用いられるようになっている（Fisher, 2017：杉山，2019）。症例１・症例２ともに，治療者が人格に対して支持的・心理教育的アプローチを行ったことが功を奏した。とりわけ次章で取り上げるような症例とは異なり，深刻なトラウマ体験がない事例では，DIDに対してより支持的・心理教育的アプローチが重要となる可能性があるだろう。また症例２の治療では，DIDだけでなく発達特性に対する介入も重要な役割を果たしている。本人や家族に対して発達特性に関する心理教育を行い，困っている場面状況を特定して環境調整を実施し，対人コミュニケーションに関する助言を行うことで日常的なトラウマ体験に曝露する回数を減らすことができた。安心安全な生活が保障されたことが機能し，その結果としてDIDも軽症化したと思われる。

最後に，本書のテーマであるTSプロトコールとの関係について述べる。深刻なトラウマ体験の有無にかかわらず，ASD症例は個人差が大きく，多様な症状が出現する。その中でも，しばしばASDにおいてはタイムスリップ現象と呼ばれるフラッシュバック様の症状が問題となる（杉山，2000）。TSプロトコールにおけるパルサーを用いた簡易型処理は，もともとはASDに対するトラウマ処理として開発されたものであり（杉山，2019），タイムスリップ現象への対処として自然に用いることができる。またDIDに対するアプローチとして，簡易型処理を行わない場合でもTS自我状態療法を導入し，解離の心理教育や人格相互間での平和共存の呼びかけを実施する場合もある。本書で示されたさまざまな治療上の工夫を含め，TSプロトコールは

ASD症例に取り組むうえで多くのヒントを与えてくれるものとなる。

おわりに

本章では，深刻なトラウマ体験のみられない事例を通して，ASDとDIDの関係について考察した。こうした概念に対して注目が集まるようになったのは近年のことであり，いずれにしても明らかになっていることは少ない。ここで論じた事柄についても，あくまで予備的な議論としての位置づけとなるだろう。しかし，発達障害やトラウマの臨床とは，こうした複雑な症状を呈する症例と日々向き合うことである。目の前のクライエントを理解するために，治療者は理論と実践の両面でのアップデートを常に目指す姿勢が求められるだろう。

（若山和樹・篠崎志美・杉山登志郎）

第7章

自閉スペクトラム症と解離性同一性障害の併存例②
——大きなトラウマ体験をもつ症例：STP解離

はじめに

前章で検討したように，発達障害，特に自閉スペクトラム症（ASD）の症例において，重症のトラウマ体験が認められない症例においても，時に交代人格が認められ，解離性同一性障害（DID）の併存を生じることがあることが，大きな1つの特徴と考えられる。ところがその一方で，発達障害の基盤に，重大なトラウマ的体験が重なり，多重人格を生じたASD症例の中に，50人以上などの非常に多くの交代人格を生じる症例が時として認められることにわれわれは気づいた。われわれは，この現象についてSTP（status tot personalitates：すごく多数の人格状態）解離と命名した。

このような特殊なDIDが生じるのには，ASDの基盤がその生成に深く関与していると考えられる。筆者らが経験したSTP解離の症例4例を表5に示す。いずれも数十人の部分人格が認められる。こうした50人といった交代人格を有するDIDの症例の記述はこれまでになされていないと思う。

青年期から成人期に至る症例であるが，全員がASDの診断を受けており，さらに表5に示したように，幼児期から子ども虐待をはじめとする重大なトラウマ的事象にさらされて育っていた。女性が3名，男性が1名である。激しい自傷，素行症，入院治療を繰り返すなど，きわめて適応障害のレベルが高かった。部分人格は30～50人以上であったが，いずれの症例もTSプロトコール（杉山，2021）によるトラウマ処理とTS自我状態療法による治療を

表5　STP 解離の症例一覧

症例	性別	診断・併存症	DIDが生じた年齢	部分人格の人数	生育歴	治療と経過
1	F	ASD，DID，境界知能，社交不安症	12歳頃	50人以上	父親からの激しい虐待，父親から母親へのDV目撃，学校でのいじめ	13歳にてTSプロトコール，自我状態療法を実施，徐々に気配のみになって現れなくなる
2	M	ASD，DID，素行症	10歳頃	30人以上	両親の不仲，両親からの身体的，心理的虐待，盗み万引きが繰り返される	14歳にて施設入所，TSプロトコールと自我状態療法を実施，気配のみ残り現れなくなる
3	F	ASD，DID，軽度知的発達症，社交不安症	16歳頃	50人以上	幼児期からいじめ，学校での迫害体験，中学生から入院治療を繰り返す	20歳を過ぎてTSプロトコール，自我状態療法を実施，部分人格は存在しているが，1人で生活が可能になり意識消失はなくなる
4	F	ASD，DID，複雑性PTSD	10歳頃	50人以上	両親不仲，両親からの激しい虐待，社会的養護で育つ，性的虐待・夫からのDVあり	40歳を過ぎてTSプロトコール，自我状態療法を実施，徐々に人格間でのコミュニケーションが可能となり，意識の消失がなくなる

受け，それによって寛解を得ることができた。STP 解離の症例について，その特徴に関する記載を行うこと，および，その治療手法を検討することが本章の目的である。

1　症例

〔**症例1**〕11歳（小学5年生）（初診時）女児

クライエントの幼児期，父親から母親やクライエントに対する激しい暴力が続いた。そのために，6歳の時に両親は離婚し，クライエントは母親に引き取られた。小学校入学後はアニメを好み，休み時間には好きなキャラクターの絵を描いて過ごした。会話のまとまりが不良で，また自己主張が苦手であった。小学校高学年になると，友人関係のつまずきと勉強の遅れが目立ち，やがて不登校になった。この時点でクライエントは児童精神科を受診し，ASD と診断を受けた。子ども虐待の症例において，学童期の児童が発達障害の臨床像を呈することは多く，発達障害の診断は慎重に行う必要がある。クライエントのコミュニケーションや行動の特徴は，例えば幼児期から特定の音への過敏性が強いなど，ASD 特性がきわめて強かった。またそれ以外にクライエントの父方の親族には ASD など発達障害診断を受けている者が複数存在しており，子ども虐待という要素を除外しても ASD の診断は妥当と考えられた。

WISC-IV の結果，全知能指数79で境界知能と判定された。発達支援の目的で，治療者から母親に ASD に関する心理教育が行われた。また小学校との間で支援会議が行われ，特別支援学級の利用を開始したところ，速やかにクライエントは再登校するようになった。

しかし，中学校入学後，クライエントは激しいいじめを受けるようになり，再び不登校になった。同時に，自分の頭の中で「死ね」「あいつを殺せ」などの声が聞こえるようになったことを訴え，またその時に，首をつっている女性の姿や，血だらけの女性が自分の肩にしがみついてくる映像が浮かぶと訴えた。さらに外来の診察の中で「自分の中には３歳から60歳ぐらいまで13人いる」また「名前を教えてくれず姿がはっきりしないぼんやりとした人が他にも50人以上いる」とはじめて開示した。これらの人格には自律性があり，クライエントは記憶が飛んでいることがあるとも訴えた。クライエントによれば，自分の中の人の間で激しい喧嘩があったり，中には他の人からすごく嫌われている人もいて，いつも苦しいという。確認をすると，これらの人格の中には，治療者やアニメのキャラクターに酷似した特徴の人も存在していた。

治療者により TS 自我状態療法（杉山，2021）が導入された。最初に一番幼い３歳の人格（クライエントはアイと命名）から治療を開始した。アイの治療に協力者を募ったところ，20歳の人格（クライエントはハルカと命名）が名乗りをあげてくれたため，イメージの中でハルカが膝にアイを抱き，それをさらにクライエントが抱いて，まずアイに感謝を述べて，左右交互に振動を作るパルサーをクライエントに握ってもらい，イメージの中でアイの鎖骨下部に当て（実際にはクライエントが自分の鎖骨下部にパルサーを当てて）２セットのみの交互左右の振動刺激と呼吸法による簡易型処理を実施した。こうして，数多い交代人格のうち低年齢の人格から順番に取り組んだ。またパルサーを用いた処理を実施する時には，クライエントを通して参加でき，交代人格が全員，一緒にトラウマ処理に参加してもらうようにお願いをした。

この治療の過程で，交代人格の数は増減を繰り返したが，やがてほぼ全員が平和共存に賛成と表明するようになった。こうして平和共存が受け入れられると，自我状態療法開始から約３ヵ月後にはクライエントの生活は安定してきて，適応指導教室への登校を再開することができるようになった。さらに７ヵ月が経過した頃になると，交代人格の人々の気配は残っているもののはっきりと出現しなくなり，外来診察では簡易型トラウマ処理を繰り返すだけになった。自我状態療法開始から１年後，クライエントは発達支援のみで安定した生活を送ることができるようになった。

〔**症例４**〕40代（初診時）女性

幼児期から両親不仲の中で育った。クライエントは両親の喧嘩がはじまると，頭の中で妖精を思い浮かべてやり過ごしていたという。５歳頃，母親は弟を連れて出奔したため，クライエントは児童養護施設で育った。小学校の頃は忘れ物が多く，よく叱られたという。また悪気なく空気の読めない発言を繰り返すので，そのために仲間はずれにされたという。すでにこの頃に，他の人には見えない同年齢の女子が現れ，話し相手になってくれていたという。中学校入学時，父親の再婚をきっかけにクライエントは父親に引き取られ，一緒に生活をするようになったが，継母とは打ち解けることができなかった。そのため，父方親類の家を転々としたという。高校生になる頃には，複数の知人男性宅を泊まり歩くこともあったという。

10代後半に妊娠し，それをきっかけに結婚をした。息子を出産したが，やがて夫から激しい暴力を受け，数年で離婚した。自分を捨てた母親のようにはなりたくないと懸命に子育てをしていたが，育児の中で折りに触れ，虐待場面のフラッシュバックが頻回にあり，そのために息子を叩いて激しく泣かせ，近隣住民から児童相談所へ虐待通告をされることも生じた。日常生活では，整理整頓と金銭管理に困難があり，また身体的な不調が出やすく，多科にわたる医療機関を受診したが，身体所見に異常は指摘されなかった。幼児期から記憶の断絶があったが，この子育ての中で記憶が途切れることが増えた。クライエント自身も自分の気分や人格がスイッチすることに対して自覚していた。職場の配置転換をきっかけに対人関係の齟齬が著しくなると，帰宅後にも人格の交代が頻回に生じ，自分では対処ができない状況となり，ここではじめて精神科を受診した。

治療者から，ASD，ADHD，複雑性 PTSD と診断を受けた。症例 1 と同じく，クライエントは子ども虐待を受けており，さらにすでに成人になっているため，発達障害の診断は症例 1 以上に慎重に行う必要がある。このクライエントの場合も，成人になった今日も，特定の音や，接触に対する知覚過敏性のみならず，多数の儀式行為など，ASD の特性が強く認められており，また先に述べたように不注意，多動，衝動的な行動が出現しており，それらはいずれも幼児期から一貫していた。また家族状況を確認すると，子ども虐待を受けていないクライエントの複数の子どもたちがいずれも ASD 診断を受けていた。さらに行動的特徴などから，出奔したクライエントの母親もまた ASD 特性が強い人であった可能性が考えられるなど，クライエントにおいては発達障害のもともとの基盤に，激しい子ども虐待が重なった症例と判断した。WAIS-III の結果は正常知能であった。クライエントは子どもたちがすでに発達障害の診断を受けていたことから，自らも発達障害があるのではないかと疑っていたため，この診断を速やかに受け入れ，さらに DID の治療も強く希望した。

治療者はクライエントに対し TS 自我状態療法を実施した。すると最初の自我状態療法で50人以上の交代人格が登場し，その中には治療に同意せずに逃げ出そうとする人格もいた。クライエントを通して，平和共存が大切であると心理教育を繰り返し，また全体の人格数が非常に多いので，クライエントと話し合い，年齢別にグループに分けて治療を行うことにした。最初は，幼児，次は小学校低学年，次いで小学校高学年，中学生など年齢を分けて呼び集め，各々の年齢グループごとに参加してくれる交代人格を募り，一緒にTS プロトコールを用いたトラウマ処理を実施するという方法をとった。最初は年齢ごとのグループの中でも逃げていってしまう交代人格が数多くみられたが，徐々に全員がしぶしぶでもトラウマ処理に参加してくれるようになった。

このような自我状態療法を開始してから半年を過ぎた頃から，徐々に交代人格の数そのものが減っていった。さらにクライエントが交代人格に向かって「相談に乗って」とお願いをすると，何人かの交代人格が集まって協力をしてくれるようになった。1年半におよぶトラウマ治療の後，数人の人格がまだ平和共存に合意せず残っているものの，記憶の共有と統制が可能になり，ほぼ全人格が仲良く過ごせている状態と報告された。日常生活も安定したため，DID に対する治療は終了となった。

2　STP 解離生成の病理

前章で，重大なトラウマ歴のない ASD に生じる DID 症例について取り上げた。前章で指摘したのは次のような基盤となる病理である。1つは ASD 独特の，対象に占領をされるような認知のあり方である。自己意識の形成の弱さから，認知対象が自己意識を占有してしまう。これが他者をそっくり取り込むことを容易にする。もう1つは，さまざまなトラウマ的な事象の多さである。知覚過敏性による脅威に満ちた世界，見通しを立てることの不全から生じる不意打ちで出来事に遭遇する傾向，さまざまな社会的なずれ，その先に生じる叱責，時にいじめ，迫害など。このような特徴をもつ ASD 者に対して，深刻なトラウマ体験が掛け合わされた場合，さらに複雑な臨床像が呈されることになる。表5に取り上げた4症例は，いずれも数十人という多人数の部分人格が認められた。

それにしてもなぜ，こんなに膨大な交代人格が生じてしまうのであろうか。

ASD は知覚過敏性をはじめとする数えきれないほどの多数のトラウマ的な事象に日夜遭遇している。そこにひとたび子ども虐待が重なり，解離が生じるようになると，もともとの自己意識の統合の悪さに重なって人格の分裂が進み，さらに虐待者や迫害者も取り込んでいくという病理が考えられる。前章で取り上げた「まとめあげる力」（綾屋他，2008）の弱さは，概念化による代表的な人格の形成に進むのではなく，すべての迫害体験が個々に取り込まれ，個別の並列した人格に転じ，それらが大集合するという内的な世界を作り上げる結果を生じる。こうした複合化した過程により STP 解離という特異な状況が形成されるものと考察される。

このように ASD の DID 症例は，最も軽いファンタジーへの没入からキャラの侵入，交代人格の出現，そして最も重度の STP 解離まで，トラウマ体験の重さに比例したスペクトラムとして整理することができる（図９）。

3　STP 解離への治療

ASD と DID の併存例の治療は，発達特性に対するものとトラウマに焦点化したもの，両者を臨床像に合わせて実施していく必要があると考えられる。

前章で取り上げた，深刻なトラウマ体験のない症例においては，発達特性に対する介入により，トラウマに焦点化した介入を行わなくても比較的短期間で改善する傾向が確認できた。発達特性に対する支援の中で，本人や家族に発達特性に関する心理教育を行い，困っている場面状況を特定して環境調整を実施し，対人コミュニケーションに関する助言を行うことで日常的なトラウマ体験に曝露する回数を減らし，安心安全な生活が保障されたことが機能したと考えられる。その一方で，深刻なトラウマ体験を背景にもち，STP 解離が生じたような症例においては，発達特性に対する介入だけでは改善しなかった。症例において示したように，自我状態療法の中で独自の工夫を行うことが必要であった。

１つは幼い年齢から順番に丹念にトラウマ処理を実施していくという方法である。もう１つは，グループ分けである。それぞれの年齢別にイメージの

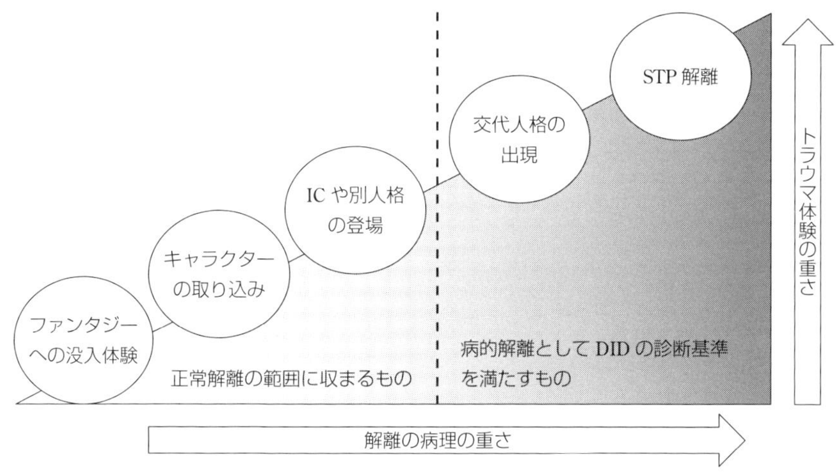

図 9　ASD における DID の病理

中でまとめてもらい，それぞれの年齢で出会ったトラウマ的な事象の処理を実施するという方法である。この両方とも，TS プロトコールという簡易型処理を用いなければ，大変に困難というより，不可能であろう。さらに，数多くの部分人格と主人格とがコミュニケーションをもつことを目標とし，そのことをすべての部分人格に周知することである。

今回取り上げた 4 症例に関しては，いずれも 1 年以上の治療期間が必要であったが，全症例とも部分人格とのコミュニケーションが最終的には可能になった。またそれによって，社会機能は向上した。

ASD に併存した DID は，研究が十分に進んでいるとは言いがたく，さらに数多くの症例について地道な臨床の実践が必要であると考える。

（杉山登志郎・山田智子・若山和樹・篠崎志美）

第**8**章

トラウマ体験の言語化に困難をもつPTSD
──身体感覚に焦点化したTSプロトコールの試み

はじめに

近年，心的外傷後ストレス障害（PTSD）に対してトラウマを処理する治療技法の開発が進められている。トラウマを処理する治療技法は，主に行動療法の曝露を基本としながら安心安全な環境のもとでトラウマ体験の記憶への直面化をさせて，その時の視覚映像，身体的感覚，生理的変化，感情，認知を想起しながらトラウマ体験を物語ることで馴化をうながす特徴をもつ。代表的なトラウマ処理技法にPE療法（Prolonged Exposure Therapy：PE），認知処理療法（Cognitive Processing Therapy：CPT），トラウマフォーカスト認知行動療法（Trauma-Focused Cognitive Behavioral Therapy：TF-CBT）がある。行動療法に属さないトラウマ処理技法としては，眼球運動による脱感作と再処理療法（Eye Movement Desensitization and Reprocessing：EMDR）がある。これらのトラウマ処理技法は，アメリカ心理学会をはじめとする複数のPTSD治療ガイドラインにおいても，PTSDへの有効性が実証された治療方法として強く推奨されている（American Psychological Association, 2017）。

しかし，いまだ臨床実践の場においては，トラウマ処理技法の普及は遅れているのが現状である。加えて，トラウマ処理技法の恩恵を受けるべき重症のPTSD患者ほど，トラウマ体験の想起と言語化に対する恐怖感が強いため，導入に抵抗を示しやすい。重症のPTSD患者の中には，そもそも解離しているために中核となるトラウマ記憶の想起と言語化が困難な例もある。深刻な自傷行為，自殺企図，激しい行動化，定期的な通院が困難など，曝露を基本としたトラウマ処理技法の適応除外項目が複数当てはまる場合も少なくない（Corrigan et al., 2015）。たとえ熟達した臨床家であっても，重症のPTSD患者を対象にトラウマ記憶の想起と言語化をさせると，とめどなくトラウマ記憶が溢れ出して，治療中断どころか取り返しのつかない事故につながる危険性すらある（杉山，2020）。

近年では，PTSDに対してトラウマ記憶の想起と言語化をうながさず，身体に働きかけてフラッシュバックを軽減させ，自然な治癒を目指すトラウマ処理技法が台頭している。van der Kolk（2014）は，このような新しいトラウマ処理技法をボトムアップ式の処理技法と定義して，従来のトラウマ処理技法であるトップダウン式の処理技法と区別している。代表的なボトムアップ式のトラウマ処理技法としては，ボディ・コネクト・セラピー（Body Connect Therapy：BCT），ブレイン・スポッティング（Brainspotting：BSP），ソマティック・エクスペリエンス（Somatic Experiencing：SE）などが知られている。臨床現場では，ボトムアップ式のトラウマ処理技法を，トップダウン式のトラウマ処理技法を導入するための準備段階として使用したり，さまざまな工夫を凝らしながら実践が積み重ねられている。

しかし，わが国では，PTSDに対してトラウマ記憶の想起と言語化をうながさず身体感覚に焦点化したボトムアップ式のトラウマ処理技法の研究や症例報告はきわめて少ない。わが国では，杉山（2018）がEMDRから発展作成したTSプロトコールを開発している。TSプロトコールは，複雑性PTSDの診断を受けた成人患者を対象とするRCT研究により，トラウマ関連症状に対する有効性が明らかにされている（杉山，2021）。

本章では，深刻ないじめ被害をきっかけとして抜毛（Trichothilomania）をはじめとする多彩なPTSD症状が出現した中学生の女子生徒に対して，トラウマ記憶の想起と言語化をうながさず，身体感覚の不快感や違和感に着目してTSプロトコールを中心としたトラウマ処理を行い，短期間のうちにいずれの症状も軽減・消失した症例を報告する。

1　症例

14歳（中学３年生）（初診時）女児

主訴：不登校，抜毛，自傷行為，引きこもり気味（初診問診表の両親による記載）。

生育歴・現病歴：両親，４歳年上の姉，クライエントの４人家族。父親は理系の研究職，母親は専業主婦で，母親自身に精神科の通院歴があった。家族仲は良好であった。クライエントは，小学生の頃から，学習成績は平均，絵が得意で多数の入賞歴があった。おとなしく受動的な性格で，集団の輪に馴染みにくかった。悪気はないものの空気の読めない言動があり，仲間はずれやからかいの標的にされた。

中学１年生からクライエントが所属する学級が学級崩壊状態となり，侮辱的なあだ名で呼ばれたり，持ち物を隠されたり，制服を汚されるなどの深刻ないじめ被害が続いた。同時期に母親は精神的な問題から入退院を繰り返しており，姉の大学受験も控えている状況であった。クライエントは家族を心配させたくないと思い，いじめ被害の相談をしなかった。

中学２年生の10月，男子生徒数名に囲まれて，馬乗りで髪を引っ張られながら背中を何度も殴られる暴力被害に遭った。この時にクライエントは殺されるのではないかという強い恐怖を感じた。その翌日から，嘔吐と腹痛を訴えるようになり，繰り返し悪夢を見て，夜間に大声で叫ぶようになった。さらに側頭部の頭髪の抜毛，およびリストカットを繰り返すようになった。ある日，ついに中学校の屋上で飛び降り自殺を試みようとして巡回中の教員に保護された。このエピソードをきっかけに，いじめ被害が両親の知るところとなり，学校による介入が行われ，中学校および加害者生徒から謝罪を得た。さらに中学３年生では加害者生徒とクラスを分ける調整が行われた。

しかし，クライエントは不登校となり，自室に引きこもりがちとなって，心配した家族との間で口論が生じるようになった。するとクライエントは家族と喧嘩をするたびに自室に引きこもり，抜毛を繰り返した。そのため，抜毛は悪化し，毛のない領域が左の側頭部に手のひら大にまで広がった。クライエントとその家族は複数の医療機関を受診し，そこではトップダウン式のトラウマ処理技法が提案されたものの，トラウマ記憶の想起と言語化が苦痛なため，クライエントは治療を拒否して転院を繰り返した。X 年９月，両親にうながされ，筆者らの勤務する医療機関を受診した。

知能検査ならびに諸検査の結果：知的水準を把握する目的で WISC-IV を施行し，検査結果は平均知的発達であった。トラウマの心理教育を行った後に DSM-5版 UCLA 心的外傷後ストレス障害インデックス児童青年期用（UCLA Child/Adolescent PTSD Reaction Index for DSM-5：UPID-5）を施行した結果，総合得点は70点であり，DSM-5による PTSD の診断基準を完全に満たす状態が確認された。母親の記入による子ども版解離評価表（The Child Dissociative Checklist）は合計７点であった。主治医は生育歴・現病歴と諸検査の結果を総合し，PTSD および抜毛症と診断した。主治医から薬物療法の提案があったが，母親は薬物療法に抵抗感が強く，クライエントも拒否をした。心理療法に対しても，クライエントはトラウマ記憶を想起して言語化する恐怖と苦痛を訴えて消極的であったが「抜毛症は治したい」と述べて，心理療法担当者との顔合わせに同意した。

見立てと治療方針：概要から，主訴といじめ被害によるトラウマ体験との関連が明らかであり，トラウマ処理による PTSD 症状の除去が治療目標になると考えられた。クライエント本人の治療意欲が高い抜毛症についても，髪を引っ張られて殴られた後から出現しているため，強烈なフラッシュバックに基づく再演の要素をもつと同時に，痛みを自ら引き起こすことによってフラッシュバックのつらさを軽減させる対処方法として繰り返されていると考えられた。加えて，登校をめぐる家族関係の緊張が，増悪因子の一つであると推察された。しかし，クライエントがトラウマ記憶の想起と言語化に強い恐怖感を抱き，トップダウン式のトラウマ処理技法に対する抵抗感から医療機関の転院を繰り返した経過を踏まえて，まずはボトムアップ式のトラウマ処理技法である TS プロトコールを導入してフラッシュバックの減圧を目指す方針とした。抜毛症に対しては，認知行動療法に基づく介入と環境調整を並行し，回復の成功体験を味わってもらえるように計画した。そして，クライエントのトラウマ記憶の想起と言語化に対する準備が整えば，必要に応じてトップダウン式のトラウマ処理技法も導入する計画とした。

心理療法は隔週で60分間の枠組みで行った。初回は母子同席とした。その後の心理療法では母子同席で15分間の面接を行い，残り時間で本人のみの面接を実施，さらに必要があれば母親の単独面接もする形式とした。

2　治療の経過

1回目

クライエントは入室するなり「いじめの話はしたくありません，前の病院でしたようなトラウマの治療というものはしたくありません」と流涙した。そこで，トラウマ体験について詳細な質問はしないと約束をしたうえで，抜毛症について確認を行った。クライエントによれば，１日に５回以上もトラウマ体験に関連するフラッシュバックが生じている状態であった。中でも身体感覚のフラッシュバックがつらいと述べた。クライエントによれば，左側頭部から背中にかけてゾワゾワとした気配が這い上がってくるような身体感覚があるという。この身体感覚のフラッシュバックに対して，クライエントとともに「ゾワゾワのフラッシュバック」と命名した。

ゾワゾワのフラッシュバックが生じた際の強烈な不快感を紛らわそうとしているうちに，髪に手が伸びて，１日に40本程度の抜毛をしていると述べた。そして，夕食の時間帯になると，父親と姉から抜毛を心配して叱責され，口論になりがちであるという。父親と姉と口論をした後は，自己嫌悪から自室に引きこもってしまうという。そして「こんな状態になったのは，いじめのせい」と考えているうちにトラウマ体験がさらにフラッシュバックし，左側頭部から背中にかけての身体的感覚を紛らわせようとして，ますます抜毛行為を繰り返してしまう悪循環があると特定できた。自室以外では抜毛をしていないという。母子に対して，トラウマ体験のフラッシュバックと抜毛症の関連について見立てを共有して納得を得た。

次に，クライエントが希望している抜毛症の治療のためにも，身体感覚のフラッシュバックに対する適応的な対処方法を身につける必要があると提案した。身体感覚のフラッシュバックの不快感を減圧する方法として，TS プロトコールを紹介した。TS プロトコールは手動処理を用いることとし，その導入として苦痛なフラッシュバックの体感部位を両手で優しく労わるように交互左右にパタパタと叩くよう指示して，胸郭深呼吸の練習をした。TS プロトコールに加えて，フラッシュバックに対する適応的な対処方法のレパートリーとして，自室から出て温かい飲み物を飲む，顔を洗う，目の前にある物の色を数えるなどを提案し，次回までにクライエントと相性のよい対処方法を探す実験を試みるように提案をした。母親に，父親と姉に対して，当面の間はクライエントに対する助言を治療者に任せて，抜毛症についても叱責せず温かく見守ってほしいと伝言をお願いした。

クライエントは，フラッシュバックと抜毛に費やしている時間を，自分が自由に使える時間として取り戻せたら，「受験勉強に専念して美術科のある高校を目指したい」と希望した。母親からは，毛が消失している領域の大きさの程度からして回復まで時間を要すと考えられるため，ウィッグの購入についての申し出があり，クライエントも喜んで受け入れた。

2回目

クライエントは早速ウィッグをつけ，母子ともに和やかな雰囲気で来院した。ウィッグをつけるようになってから，コンビニなど近所への外出が可能になりつつあるという。母親の協力により，父親と姉からの叱責がなくなって気持ちが楽になり，抜毛も１日20本程度に減ったと述べた。フラッシュバックの頻度も１日１～２回程度にまで改善を認めた。クライエントによれば，フラッシュバックが起きそうな気配を感じたら，左側頭部から背中にかけてゾワゾワとした身体的感覚のフラッシュバックが生じる前に，すかさず TS プロトコールを実施しているという。クライエントは「自分でゾワゾワのフラッシュバックを追い払えるようになって，かなり気持ちが楽になりました」と笑った。前回の宿題を確認したところ，TS プロトコールに加えて，フラッシュバックに対する対処方法をいろいろと試した結果，ココアを飲む，好きな声優の YouTube を聞いたり絵を描いたりする方法に落ち着いたと述べた。

TS プロトコールでは，不快感のある身体部位に加えて，腹，鎖骨下部，首，頭の４つの部位に対する両側叩きおよび胸郭呼吸を使って，フラッシュバックによる身体的不快感の圧を低減するように練習をした。次回まで，抜毛本数の記録と TS プロトコールの継続を宿題とした。

３回目

宿題を確認したところ，抜毛本数は１週間に５本程度にまで改善を認めた。クライエントは受験勉強に専念できる時間が少しずつ増えて嬉しいと喜んだ。受験のために登校日数を確保する必要があり，適応指導教室に通いたいと述べた。TS プロトコールを継続しており，フラッシュバックの頻度も３日に１回程度まで軽減していた。

頭部から背中にかけて身体の強烈な不快感がなくなった一方で，胸の中心がもやもやする感覚に置き換わったという。過去のトラウマ体験に関して何か言いたい言葉が胸に浮かんで，もやもやしているのではないかと尋ねたところ，クライエントは深くうなずき，「いじめの主犯格が幼馴染なんです。あなただけは裏切らないでほしかったって言いたかった」と述べて涙を流した。「元気になってきてホッとする気持ちもあるんですけど，これから寒い季節になるのが不安です。飛び降り自殺して死のうと思った日は，すごく寒い日で，雪も降ってた。今でも寒い日はフラッシュバックが増えるんです」と語った。トラウマ体験を経験した季節にフラッシュバックが増悪する記念日症候群についての心理教育を追加して行い，すでに実施している適応的な対処方法を確認した。胸の中心のもやもやする感覚に対しても TS プロトコールを継続として，また言葉が浮かんでくるようなら次回の心理療法で話し合うよう宿題とした。

4回目

母子ともに晴れやかな表情で来院した。前回の心理療法後から，とても調子がよく，抜毛もフラッシュバックも消失したという。適応指導教室は，最初の１週間は緊張から疲労が強かったが，ボランティアの女子大生に懐いて，勉強を教えてもらいながら伸び伸びと過ごしていると述べた。母親によると家族の仲も和気藹々とした雰囲気が戻ってきたそう。

クライエントは「いじめの話をしてもいいですか」と前置きした後に，トラウマ体験の詳細について語った。そして「今は思い出しても怖い気持ちはなくなって，ただ憐れむっていうか，そんな感じです。いじめって，被害者も不幸ですけど，加害者も絶対に不幸だと思うんですよね。私は不幸は卒業して人生を楽しむって決めた。志望校合格に向けて頑張ります」と笑った。

5回目

クライエントは，PTSD症状の再燃もなく，無事に第一志望の高校に合格した。UPID-5を再試行した結果，総合得点が８点にまで低下していた。母子ともに，高校生活への適応を優先させたいとの希望があり，トップダウン式のトラウマ処理技法についての導入は見送りとした。その後，半年に１回のフォローアップを継続したが，PTSD症状の再燃もなく，脱毛斑は綺麗に生えそろってウィッグを外し，健康的に高校生活を過ごしていた。クライエントから大学受験に専念したいとの申し出を機に心理療法を終結とした。

3　考察

トラウマ記憶の想起と言語化が困難なPTSDに対するボトムアップ式のトラウマ処理技法の有効性

PE療法をはじめとするトップダウン式のトラウマ処理技法では，いずれも標準的な治療回数は10回前後に設定されており，有効性や治療中断率にも大きな差がないことが明らかになっている（Swift et al., 2014；Karatzias, Murphy et al., 2019）。これに対して，本症例では，TSプロトコールによるボトムアップ式のトラウマ処理技法を行い，約３ヵ月の間に全５回で終結した。心理療法による介入の前後でUPID-5の得点は70点から８点にまで低下しており，いじめ被害に起因するPTSD症状の軽減・消失が明らかであった。本症例では，不登校に対する環境調整なども並行して支援を行っているため，単純な比較は難しいものの，トラウマ記憶の想起と言語化が困難なPTSDに対して，TSプロトコールによるボトムアップ式のトラウマ処理技法の有効性が確認できたといえる。

本症例におけるボトムアップ式のトラウマ処理技法が短期間で効果を得た理由

本症例においてTSプロトコールによるボトムアップ式のトラウマ処理技法が短期間で効果を得た理由としては，クライエントがフラッシュバックに基づく身体的感覚の不快感に関する自覚を最初から明確にもっていた点が挙げられる。

身体的感覚の不快感は，PTSD患者によくみられる症状の一つである（澤口他，2018）。TSプロトコールの開発者である杉山（2018）も，重症のPTSD患者は常時フラッシュバックが生じているために，もやもや感やイライラ感といった身体的感覚の違和感や不快感を体感しているという特徴を指摘している。そして，TSプロトコールの身体を叩く左右交互刺激が身体的感覚の違和感や不快感を減圧する効果があるとしている。さらにTSプロトコールは，左右交互刺激と呼吸法による身体的不快感の軽減がそのまま直接フラッシュバック本体を軽減させるという発見から発展した簡易型処理技法である。加えて，本症例の場合は，「馬乗りで髪を引っ張られながら背中を何度も殴られた」体験に由来するフラッシュバックの際に身体的感覚の不快感を明確に自覚していた。したがって，TSプロトコールはトラウマ体験による「背中を殴られた」身体的感覚に対する曝露および馴化の働きも並行して行われ，それが急速な回復につながった可能性が推察される。患者が抱えていた強烈なフラッシュバックの圧力が減圧され，さらにクライエント自身がフラッシュバックを生じた場面でその都度TSプロトコールを実施できたことで，主体性の回復にもつながったのではないかと推察される。

また，子どものトラウマへの支援には，保護者の協力と具体的な環境調整が不可欠である。本症例の場合は，母親に精神科通院歴があったものの，家族関係に深刻な機能不全がなく，トラウマをもつ子どもを育てる保護者のためのペアレンティングが円滑に進んだ。家庭外で起きたトラウマ体験であったため，家庭内では安心安全の感覚をもてる土台を有していたといえる。引きこもり状態については，思春期の女子生徒にとって広範囲の脱毛斑をさらしながらの外出が精神的負担になっていたと予想され，ウィッグの着用により回復が実現したと考えられる。さらに，高校受験のタイミングでもあり，いじめ加害者が在籍する中学校への再登校を目標にするのではなく，志望高校に合格するために適応指導教室への登校を選択できた点も，短期間での改善に肯定的な影響を与えたと考えられる。

トラウマ体験の言語化に困難をもつ PTSD の症例に対して，身体感覚に焦点化したボトムアップ式のトラウマ処理技法である TS プロトコールが有効と考えられた。今後，トラウマの治療に関する知見が集積され，PTSD に対する有効な治療方法の選択肢が増えることが望まれる。

（篠崎志美・杉山登志郎）

（初出：篠崎志美，小坂浩隆，杉山登志郎（2022）：トラウマ体験の言語化に困難をもつ PTSD に対する身体感覚に焦点化した簡易型処理の試み．精神科治療学 37（11）：1275-1279）

〔**謝辞**〕本症例の心理治療にあたって，主治医である福井大学医学部精神医学教室小坂浩隆教授から貴重なご教示をいただきました。ここに深く御礼申し上げます。

第9章

知的発達症および自閉スペクトラム症の性被害

はじめに

従来のトラウマ処理の問題の1つは，発達障害児者への対応が難しいことである。一方，TSプロトコールはもともとが自閉症のタイムスリップ現象（杉山，1994）への治療を目的に工夫されたチャンスEMDRを基盤として構築されたため（杉山，2019），発達障害の併存を問題としない。われわれは，発達障害を理由にトラウマ治療を断られた症例の治療を行うという経験を少しずつ重ねるようになった。ここに挙げる2症例はそのような例である。

さらに症例2は治療者のクリニックから遠隔の地に暮らしており，治療の後半をオンラインで行った。TSプロトコールは，初期の治療を対面で実施すれば，その後の治療はオンラインでも可能である。オンライン治療は，きわめて専門家が限られている現在のトラウマ治療の状況を打開する可能性をもつものである。

1　症例

〔**症例1**〕20代前半女性

クライエントは知的発達症があり，特別支援学校高等部を卒業後，作業所に1人で通っていた。年金診断書のために検査した最後の知能指数は50前後と判定されていた。言葉によるコミュニケーションは得意ではなく，友人との交流も限られている。しかし公共の乗り物を利用することは可能で，単独で作業所に通っていた。

クライエントは夏のある日，作業所の帰りに外国国籍の男性から声をかけられた。そのまま男性についていき，男性の部屋で性被害を受けた。クライエントが遅く帰宅した後，事情を知った家族は警察に通報し，男性は逮捕された。しかし，男性はクライエントの知的発達症のことは気づかなかったと言い張り，同意の上だったと強弁した。司法面接が行われたが，クライエントの言語的な表出の限界もあり，結局不起訴になった。

このエピソードからしばらくして，クライエントはひどく荒れるようになった。これまでニコニコして穏やかだったクライエントが急に怖い顔になり，泣いたり怒ったりすることを繰り返し，また不眠も生じた。作業所へ通うことも滞るようになった。クライエントはこれまでまったくと言ってよいほど問題がなかったため，医療機関への定期的な受診はしていなかった。家族はクライエントの治療ができる場所を探したが，中等度の知的発達症をもつクライエントに対して治療を受けてくれるところはなく，家族はクライエントにどのように対応したらよいのか苦慮する状態になった。

治療者は，性被害について相談に乗ってくれていたワンストップセンターから依頼を受け，クライエントの受けた性被害に関するトラウマ治療を行うことになった。

初診をしてみると，クライエントは簡単なやりとりはできるが，自分の過去のことを言葉で語ることは困難で，言語的な面接は困難であった。しかし事件のことを家族が語る折りには，身体を硬くし，苦しそうな表情を浮かべ少し涙もみせ，この事件がクライエントを著しく混乱させていることが明らかであった。

クライエントに対し，ごく少量の向精神薬と漢方薬のTS処方を開始し，TSプロトコールによる簡易型トラウマ処理を実施した。

こうして治療が開始されると，クライエントの荒れた状態は速やかに収まり，1ヵ月おきに行われた4回ほどの治療で，すっかりもとに戻ったと家族から言われるまでに落ち着いた。その後，減薬を開始し，計6回ほどの治療で服薬はゼロになり，ここで終診とした。その後の連絡では，元気に再び作業所に通っているという。しかし，加害者と同じ外国人の男性を見た時は硬い表情になり，近づくのを避けるとのことである。

症例１のまとめ：中等度の知的発達症の女性の，性被害に起因するフラッシュバックへの治療である。言語的な表出は困難なレベルの知的能力のクライエントであったが，TS プロトコールによる治療によって速やかに改善した。

〔症例２〕14歳男児

クライエントは暴言，暴力の頻発を主訴に，遠方の地から受診した。

クライエントの実父は不明であるという。実母は知的発達症があり，漫画喫茶で産気づき救急搬送されてクライエントを出産した。２歳半まで母子生活支援施設で育った。始歩15ヵ月，始語18ヵ月，二語文24ヵ月と乳幼児期の発達はいくらか遅れていた。その後，実母の養育が困難な状況が続き，児童相談所に保護され，乳児院を経て児童養護施設に入所した。就学前は幼稚園に通い，言語治療も受けていたという。６歳にて，クライエントは里親と生活をするようになった。ちなみに，里親は10年前に別の里子と暮らした経験があり，実子はいない。里父母はともに温厚だが，里母は少し短気という。

小学校は当初通常クラスに通った。この当時，里親への著しい赤ちゃん返りがあり，夜の失敗はないがおむつをして寝ていたという。１人取り残されるとパニックになっていた。学校では着席ができず，奇声をあげ，他児や教師に暴力をふるうようになった。小学１年生の３学期，同級生の首を絞めるという事件が起きた。そのため，その年の３月に大学付属の心理治療室を訪れ，プレイセラピーを受けるようになった。その中で，児童養護施設において，クライエントは年長の子から暴力被害をしばしば受け，首を絞められたこともあったことが語られた。

小学２年生になって，小児科発達専門医および児童精神科専門医を受診した。この当時，「切り替えができない，目に入ったものが次々気になる，集中困難，勝手に授業中に教室から出てしまい，止めると大暴れする」(精神科主治医からの紹介状の記載) という状況で，ASD/ADHD という診断を受け，薬物療法が開始された。このクリニックでは生活動作の習得のため作業療法が実施された。小学２年生から特別支援クラスに転級した。小学３年生の時，クライエントは小学４年生の上級生の子から性被害を受けた。性器を舐めたり触ったりを相互に行ったという。クライエントの行動の問題は，小学校の学年が上がるにつれ誰彼かまわず暴言や暴力という状況は改善したが，里母への暴言や暴力は継続していた。クライエントは特別支援学校中学部に進学した。

ちなみにプレイセラピーも，小児科，児童精神科の診療も，治療者の受診までずっと継続して続けられていた。

中学１年生の５月，小学２年生の子どもへの性加害が生じた。これは警察に通報され，警察からの聞き取りを受けた。この事件から薬物療法の調整が行われたが，クライエントの家族への暴力は収まらなかった。それだけでなく，９月にも小学５年生の男の子の性器を触るという加害が生じた。里親は，クライエントの社会的養護の中で受けてきたさまざまな暴力や被害が，現在のクライエントの問題行動に強く影響を与えているのではないか，と考えるようになり，クライエントは精神科主治医の紹介で日本を代表するＨ県トラウマ治療センターを受診した。しかし ASD 児は治療ができないと断られた。またそこから紹介されたトラウマ治療を専門に行っている精神科クリニックも，同じ見解ということで治療を断られた。里親は治療を受けることができる場所をあれこれ探し，遠方 (約240km離れている) の治療者のクリニックに治療を求めてきた。治療者は逡巡したが，何度か直接に受診してもらうことを条件に受け入れ，X 年４月，初診となった。この時点での服薬はグアンファシン４mg，ハロペリドール３mg，ピペリデン３mgであった。

初診時，クライエントは５歳からおばけが見えていると述べた。また昨夜の夕食を思い出すのに大変に時間がかかり，解離性の健忘も常時あることがうかがえた。ちなみにおばけは，精神科の薬が増えても変わらなかったという。治療者の診た初診時のＢの目はキラキラとしていた。問題行動が頻発する青年ではこのキラキラした目つきはしばしばあること，この目のキラキラが収まらないと安定は難しいことを，治療者は里親に告げた。

服薬をTS処方に切り替えたが，遠方からということもあり，漢方薬の服薬前なので少しリスクがあることを断ったうえで，パルサーを用いた４セット法の１回目を実施した。服薬は，柴胡桂枝湯６錠，グアンファシン３㎎，炭酸リチウム２㎎，リスペリドン0.5㎎，ラメルテオン0.2錠（0.8㎎），塩酸クロニジン32.5μgであった。

治療経過を記す。X年５月，予約通りに２回目の受診をした。服薬はできたという。前回の治療の後，特に苦しくなることはなかったとのことであった。学校も毎日登校できている。２回目の４セット法を実施したが，腹，鎖骨下部，首に加え，頭部は同側，交差と計５セットの簡易型処理を実施した。これは，このような衝動的な傾向が強い青年の場合，１回だけの頭部同側の処理では不足で，交差を加えて頭部を計２セット行ったほうが，イライラの軽減が早くなるからである。その後，８月まで月に１回の外来治療を実施し，計５回の簡易型処理を行い，８月，５回目の簡易型処理では手動処理を一緒に行い，１クールの治療を終えた。

この間，６月頃まではイライラが強く，家を壊してやると暴れることもあった。しかし母親に対する暴力は著しく減った。７月末，YouTubeを見ていて食事に来ないことを叱られ，大騒ぎになって警察に来てもらうということが１回あった。しかし，荒れることは月に１回程度に収まってきて，８月の外来では目のキラキラは著しく軽減されたことが観察されたので，トラウマ処理は１クール終了したと治療者は判断し，オンラインに切り替えてよいと里親に告げた。そこで里親はパルサーを個人輸入で手に入れ，オンライン診療に備えた。

９月からオンライン診療を実施した。月に１回のオンライン診療を実施し，パルサー４セット法の簡易型処理を継続して実施した。

オンライン診療の初回，処方について問題が起きた。これまで治療を行っていた地元の精神科診療の折りに利用していた地元の処方箋薬局から，オンライン診療での処方箋について「炭酸リチウムやラメルテオンの極少量処方などできない」と処方を断られることが生じたのである。結局，治療者のクリニック近くの薬局で処方してもらい，薬を遠方の自宅まで宅配便で送るという形をとることになり，数日の間，服薬が切れることになった。

しかし１クールのトラウマ処理が終了してから，家で暴れることは著しく軽減した。また，目つきが急に鋭くなることもなくなったと里親からも報告された。

11月，ゲームの時間をめぐって親子が対立し，久しぶりにクライエントは大暴れをした。その時里親は，クライエントが自分の中に暴れる子がいると述べるのを聞いた。報告を受けた治療者は，クリニックまで再度来院してもらい，TS 自我状態療法を行った。すると小学２年生，幼稚園，小学４年生，中学生の４人が現れた。すべて男児で，特に小２の子が暴れる子であるという。さらにこの小２の子は泣いているという。治療者はそれぞれの部分人格に対し，主人格とともに簡易型トラウマ処理を行った。すると部分人格はみなニコニコするようになったと報告された。その後，再びオンライン診療にて治療を継続しているが，大暴れは消退している。

症例2のまとめ：症例はネグレクトの中に成長した子どもである。６歳にて幸い温かな里親に迎えられ，基本的な愛着の修復は可能になったものと考えられる。しかし，それまでにすでにさまざまな深刻なトラウマの曝露があったと考えられる。後の性被害，性加害のエピソードを見ると，暴力被害だけではなく，すでに児童養護施設で深刻な性被害もあったことは疑いない。クライエントは専門的な治療を継続して受けてきたが，激しい問題行動は改善しなかった。里親は深刻なトラウマの影響に気づいており，そのための治療を希望したが，発達障害のゆえにトラウマ治療センターから治療を断られた。しかし TS プロトコールによるトラウマ処理を開始した後の経過は，４～５回の簡易型トラウマ処理の実施でフラッシュバックが軽減し，問題行動は著しく少なくなった。その後，暴れる部分人格の存在が明らかになり，さらに自我状態療法を加え，問題行動は消退した。

2　発達障害に大きなトラウマが掛け算になった症例への治療

症例１も症例２も性被害の症例である。症例１のように知的発達症を有する女性（男性）がしばしば，学校教育を終えた後に性被害を受けやすくなることについて，これまでにも報告がなされている（原，2010）。しかし，症例１の場合，比較的ハンディキャップがわかりやすい容姿であり，性被害の可能性に関しては本人も家族も考慮していなかったようである。

一方，症例２は，おそらく児童養護施設で受けた性被害である。児童養護施設における性被害について，われわれはその存在に気づき，全国の社会的養護における性被害，加害の深刻さに驚き，この問題の報告を行った（海野他，2007）。この問題は，最近になってようやく本格的な全国的な調査が行われた（山本他，2019）。しかし今日に至るまで，わが国の児童養護施設は，保護された子どもたちを性的に安全に守るということにおいて十全とは言いがたい状況にある。われわれの研究（杉山他，2007）では，男児の性被害はきわめて高率に性加害という形での性化行動につながりやすく，他児への被害を生じないためにも，トラウマへの治療が必要である。

症例２の専門的な治療はすでに７歳頃から行われており，専門的心理治療，小児科での発達指導，児童精神科専門医による薬物療法，さらに作業療法と，今日のわが国において受けることが可能なほぼすべての専門的な治療が行われた。それにもかかわらず，問題行動は改善せず，むしろ青年期に至るにつれて悪化の一途を辿った。特に薬物治療とプレイセラピーの無力さは，改めて認識せざるをえない。われわれが何度も警告してきたように（杉山，2019），トラウマを中核に抱える症例へのプレイセラピーは，傾聴型のカウンセリングと同様で，無効どころか悪化させている状況をしばしば見る。

症例１も症例２もトラウマが問題の中核にあることに家族は気づいていた。症例１は治療ができるところを探し，治療者に行きついた。症例２はわが国を代表するトラウマ治療センターを受診し，またトラウマ治療を専門とするクリニックを受診したが，そのどちらにおいても，発達障害を理由に断られ，遠方の治療者のクリニックを受診した。

一方，TS プロトコールによるトラウマ処理を開始して後の経過は，症例１・症例２ともに４～５回の簡易型トラウマ処理の実施でフラッシュバックは軽減し，それと同時に問題行動は激減した。治療経過としては，他の発達障害をもたない症例とほぼ変わらない経過で１クールが終了し，その後の経過は順調である。これまでの状況の困難さに比べ，TS プロトコール開始後の変化は著しく，他のトラウマの症例と比較しても経過に差異はない。

１つ注目してほしいのが，症例２の目のキラキラした状態である。これは何を表しているのだろう。筆者は，戦闘状態が続いている過覚醒を反映しているのではないかと考える。家庭内暴力などが頻発している間，この目のキラキラが続く青年を見ることが多い。フラッシュバックが軽減され，戦闘モードが鎮まっていくにつれて，目のキラキラもとれていき，穏やかな普通の穏やかな目に収まるのを見る。

TS プロトコールはこのように，発達障害をもつ児童・成人にも用いることが可能であり，トラウマ処理の適応を広げるという点において，大きな意義をもつものと考える。

3　オンラインでのトラウマ治療

オンライン診療は，コロナ禍の中で急速に広がった。治療者もオンライン診療に備えて，厚生労働省の研修を受け，児童青年期のさまざまなクライエントに対して実施してきた。

トラウマ処理のような治療がオンラインで可能なのかどうかについても，治療者は積極的に取り組んできた。これまでに数人の症例にオンラインでのトラウマ処理を実施した。しかし，いずれも最初の数回は外来に来てもらい，薬の調整を行い，TS プロトコールの最初の数回を実施し，その後，オンラインに切り替えて治療の継続を行った。症例２の治療において示したように，最初の数回の治療が円滑に行われていれば，オンラインでの治療は問題なく可能である。

しかし，いくつかの前提がある。オンライン診療になるためには，それが可能なスマートフォンやパソコンなどのIT機材をクライエントも有していて，それを用いることができること。さらにTSプロトコールの治療では，これまで経験した症例はいずれも，パルサーをクライエント自身が購入をしてくれている。現在円安の影響で，これまで1万円強で個人輸入ができたパルサー（TheraTapper）が1万8000円ほど費用がかかる。手動処理で全部行うのには限界があり，オンラインでの治療のスタイルがもっと広まるためには，1万円前後で購入できる和製のパルサーが本当に欲しいところである。

（杉山登志郎）

文　献

American Psychological Association (2017): Clinical Practice Guideline for the Treatment of Posttraumatic Stress Disorder (PTSD) in Adults. American Psychological Association.

Aquilina FF, Fondacaro DV (2016): Outlining the psychopathology behind a case of conversion syndrome: Is a holistic approach beneficial? *Psych J* 5(1):31-35.

綾屋紗月，熊谷晋一郎（2008）：発達障害当事者研究：ゆっくりていねいにつながりたい．医学書院

Bromberg PM (2011): *The Shadow of the Tsunami: and the Growth of the Relational Mind*. Taylor & Francis.

Corrigan FM, Hull AM (2015): Neglect of the complex: Why psychotherapy for post-traumatic clinical presentations is often ineffective. *BJPsych Bull* 39(2): 86-89.

Davis PE, Simon H, Meins E et al. (2018): Imaginary Companions in Children with Autism Spectrum Disorder. *J Autism Dev* 48(8): 2790-2799.

Felitti VJ, Anda RF, Nordenberg D et al. (1998): Relationship of childhood abuse and household dysfunction to many of the leading causes of death in adults. The Adverse Childhood Experiences (ACE) Study. *Am J Prev Med* 14(4): 245-258.

Fisher J (2017): *Healing the Fragmented Selves of Trauma Survivors: Overcoming Internal Self-Alienation*. Routledge.

Frankl VE (1947): *Ein Psycholog erlebt das Konzentrationslager*. Verlag für Jugend und Volk.（霜山徳爾訳（1956）：夜と霧．みすず書房）

藤家寛子（2004）：他の誰かになりたかった：多重人格から目覚めた自閉の少女の手記．花風社．

Hammond M (2010): *My life with Asperger's*. New Holland.

原恵美子（2010）：知的障害児に対する特別支援学校における性教育実施の状況と，教論と保護者の意識．治療教育学研究 30(1): 61-69.

Herman JL (1997): *Trauma and Recovery: The Aftermath of Violence From*

Domestic Abuse to Political Terror. Basic Books.（中井久夫訳（1999）：心的外傷と回復 増補版．みすず書房）

Ho Betty PV, Stephenson J, Carter M（2012）: Anger in children with autism spectrum disorder: Parent's perspective. *Int J Spec Educ* 27: 14-32.

伊藤隆，千田晶子，山本佳乃他（2008）：大柴胡湯の精神症状に対する臨床効果．日本東洋心身医学研究 22（1.2）: 34-39.

Karatzias T, Hyland P, Bradley A et al.（2019）: Risk factors and comorbidity of ICD-11 PTSD and complex PTSD: Findings from a trauma-exposed population based sample of adults in the United Kingdom. *Depress Anxiety* 36（9）: 887-894.

Karatzias T, Murphy P, Cloitre M et al.（2019）: Psychological interventions for ICD-11 complex PTSD symptoms: systematic review and meta-analysis. *Psychol Med* 49（11）: 1761-1775.

木戸正雄編著（2013）：脈診習得法〈MAM〉= Method for Acquiring Myakushin：だれでも脈診ができるようになる．医歯薬出版．

Lancel M, van Marle HJF, Van Veen MM et al.（2021）: Disturbed Sleep in PTSD: Thinking Beyond Nightmares. *Front Psychiatry* 24（12）: 767760.

森口佑介（2014）：空想の友達：子どもの特徴と生成メカニズム．心理学評論 57（4）: 529-539.

Muralidharan A, Bhagwagar Z（2006）: Potential of levetiracetam in mood disorders: a preliminary review. *CNS Drugs* 20（12）: 969-979.

大饗広之，立花昌子（2021）：自閉スペクトラム症における「人格の多元化」．精神療法 47（1）: 33-39.

大塚美菜子（2019）：発達障害児者におけるトラウマ臨床についての実態に関する調査：臨床心理士を対象とした質問紙調査より．心的トラウマ研究 14: 19-21.

Rumball F, Brook L, Happé F et al.（2021）：Heightened risk of posttraumatic stress disorder in adults with autism spectrum disorder: The role of cumulative trauma and memory deficits. *Res Dev Disabil* 110: 103848.

Ryu A, Kim TH（2015）: Premenstrual syndrome: A mini review. *Maturitas* 82（4）: 436-440.

澤口聡子，加茂登志子（2018）：トラウマケアの臨床における幾つかの留意事項について．日本衛生学雑誌 73（1）: 57-61.

澤たか子（2012）：「正常」から「異常」へ越境する imaginary companion．精神科治療学 27（4）: 467-473.

柴山雅俊（2007）：解離性障害：「うしろに誰かいる」の精神病理．ちくま新書．
Spiegelman MJ，河合隼雄（1994）：能動的想像法：内なる魂との対話．創元社．
杉山登志郎（2021）：テキストブック TS プロトコール：子ども虐待と複雑性 PTSD への簡易処理技法．日本評論社．
杉山登志郎（2020）：子育て困難家族の臨床．EMDR 研究 12(1): 18-25.
杉山登志郎（2019）：発達性トラウマ障害と複雑性 PTSD の治療．誠信書房．
杉山登志郎（2018）：発達障害および複雑性 PTSD を呈する患者に対する新たな簡易型トラウマ処理の開発と治療実践：触覚的交互刺激を作り出すパルサーの活用を中心に．EMDR 研究 10(1): 48-55.
杉山登志郎（2000）：発達障害の豊かな世界．日本評論社．
杉山登志郎（1994）：自閉症に見られる特異な記憶想起現象：自閉症の time slip 現象．精神神経学雑誌 96(4): 281-297.
杉山登志郎，堀田洋，涌澤圭介他（2022）：新たな簡易型トラウマ処理プロトコールによる複雑性 PTSD 患者へのランダム化比較試験による研究．EMDR 研究 14(1): 56-65.
杉山登志郎，海野千畝子（2007）：性的虐待の治療に関する研究（その１）男性の性的虐待の臨床的特徴に関する研究．小児の精神と神経 47(4): 263-272.
杉山登志郎，海野千畝子，浅井朋子（2003）：高機能広汎性発達障害にみられる解離性障害の臨床的検討．小児の精神と神経 43(2): 113-120.
鈴木國文（2009）：「解離」概念とアスペルガー障害．臨床精神医学 38(10): 1485-1490.
Svestka J (2008): Sleep deprivation therapy. *Neuro Endocrinol Lett* 29 Suppl 1: 65-92.
Swift JK, Greenberg RP（2014）：A treatment by disorder meta-analysis of dropout from psychotherapy. *J Psychother Integr* 24(3): 193-207.
立花昌子，田中聡，西岡和郎（2010）：交代人格を呈したアスペルガー障害の２症例．臨床精神病理 31(1): 33.
田中康雄（2022）: 僕の児童精神科外来の覚書：子どもと親とともに考え，悩み，実践していること．日本評論社．
樋端佑樹（2021）：HSP/HSC 概念の有用性と危険性．精神科治療学 36(12): 1467-1471.
辻井正次（1996）：自閉症児者の「こころ」を自閉症児者自身が探し求める場：高機能広汎性発達障害（高機能自閉症・アスペルガー症候群）への心理療法的接近から．Imago 7(11): 109-121.

海野千畝子，杉山登志郎（2007）：性的虐待の治療に関する研究（その２）児童養護施設の施設内性的虐待への対応．小児の精神と神経 47(4): 273-279.

van der Kolk BA, McFarlane AC, Weisaeth L（1996）: *Traumatic Stress: The Effects of Overwhelming Experience on Mind, Body, and Society*. Guilford Press.（西澤哲監訳（2001）：トラウマティック・ストレス：PTSD およびトラウマ反応の臨床と研究のすべて．誠信書房）

van der Kolk BA（2014）: *The Body Keeps the Score: Mind, Brain and Body in the Transformation of Trauma*. Penguin Books.（柴田裕之訳（2016）：身体はトラウマを記録する：脳・心・体のつながりと回復のための手法．紀伊國屋書店）

Willey LH（2014）：*Pretending to be normal: living with Asperger's syndrome (autism spectrum disorder) expanded edition*. Jessica Kingsley Publishers.

Williams D（2009）：*Nobody nowhere: the remarkable autobiography of an autistic girl*. Jessica Kingsley Publishers.

山本恒雄他（2019）：厚生労働省 2019年度 子ども・子育て推進調査研究事業（調査研究課題番号２）児童養護施設等において子ども間で発生する性的な問題等に関する調査研究.

吉川徹，金田昌子（2011）：広汎性発達障害と解離性障害．児童青年精神医学とその近接領域 52(2): 178-185.

あとがき

本書は，TSプロトコールを用いた臨床の症例集である。これまで，複雑性PTSDや解離性同一性障害のクライエントへの治療手技は大精神療法にならざるを得なかった。本書で取り上げたように，TSプロトコールを用いることによって，これらの症例に普通の外来で治療をすることが可能になる。それだけでなく，今日，トラウマ的な背景をもつクライエントは多く，TSプロトコールを臨床に加えることで，それらの症例に新たな対応の可能性が開ける。

本書の内容の多くは，トラウマ治療について症例検討を重ねてきたトラウマ研究会（トラ研）における話し合いから成立した。相互に研鑽を積んできた若手の臨床家諸氏に感謝を表したい。

治療の時に用いるパルサーであるが，いよいよ和製のパルサーが登場するようだ。合同会社学幸社から，治療者用TSP-T，クライエント用TSP-Cの２機種が販売されると伺った。興味のある方は，学幸社に問い合わせていただきたい。また，福井大学工学部情報工学コース・東海彰吾研究室では，スマートウォッチとスマートフォンを組み合わせたパルサーが試作されており，またテラタッパーに用いるカウンター（本体と振動端子の間に挟み，振動回数を自動的にカウントする機器）も完成している。今後，どのような魅力的な機材が登場するのか，大変に期待される。

TSプロトコールはライセンス制を敷いていない。ただし，最初に試みられる時はできるだけテキストに従って実施していただくことをお勧めする。何よりも安全性のためである。一通り試行して何ができるのか確認したら，さまざまな臨床的な工夫を加えて用いていただきたい。さらにその工夫を公表し，共有していただきたい。そのようにして簡易型トラウマ処理という特殊な精神療法が育つのだと思う。

このささやかな一冊が，さまざまなクライエントの方々に役立つことを期待する。

最後に，編集者の植松由記氏に謝意を表したい。植松氏には，本書の構成を含め多くのサポートをいただいた。

2022年師走

杉山登志郎

●執筆者一覧————

杉山登志郎＝編者

若山和樹（わかやま・かずき）
公認心理師・臨床心理士／名古屋掖済会病院

篠崎志美（しのざき・もとみ）
公認心理師・臨床心理士

山田智子（やまだ・ともこ）
精神科医／総合心療センターひなが児童精神科

隠れトラウマ
当事者（40代女性・医療系専門職）

●編者

杉山登志郎（すぎやま・としろう）

1951年静岡市に生まれる。久留米大学医学部卒業。名古屋大学医学部精神科，愛知県心身障害者コロニー中央病院精神科，静岡大学教育学部教授，あいち小児保健医療総合センター保健センター長，浜松医科大学児童青年期精神医学講座特任教授を経て，現在，福井大学子どものこころの発達研究センター地域こころの支援部門客員教授。

著書に『発達障害の豊かな世界』（日本評論社，2000年），『子ども虐待という第四の発達障害』（学習研究社，2007年），『発達障害の子どもたち』（講談社現代新書，2007年），『発達障害のいま』（講談社現代新書，2011年），『発達障害の薬物療法：ASD・ADHD・複雑性PTSDへの少量処方』（岩崎学術出版社，2015年），『発達性トラウマ障害と複雑性PTSDの治療』（誠信書房，2019年），『テキストブックTSプロトコール』（日本評論社，2021）他多数。

TSプロトコールの臨床（りんしょう）
——解離性同一性障害（かいりせいどういつせいしょうがい）・発達障害（はったつしょうがい）・小（しょう）トラウマ症例（しょうれい）への治療（ちりょう）

2023年2月20日　第1版第1刷発行

編　者——杉山登志郎

発行所——株式会社 日本評論社
〒170-8474 東京都豊島区南大塚 3-12-4
電話03-3987-8621（販売） -8598（編集） 振替00100-3-16

印刷所——港北メディアサービス株式会社

製本所——株式会社難波製本

装　幀——駒井佑二

図版イラスト——Miyaco Utao

検印省略
ISBN 978-4-535-98522-3 Printed in Japan